中国针灸医学

(点校本)

尧天民 / 撰

陈 璞 房立岩 李林森 / 主校

上海科学技术出版社

图书在版编目（CIP）数据

中国针灸医学：点校本 / 尧天民撰；陈璞，房立岩，李林森主校. -- 上海：上海科学技术出版社，2025.5. -- ISBN 978-7-5478-7118-8

Ⅰ. R245

中国国家版本馆CIP数据核字第2025JZ0413号

本书由中风病的中医（针灸）诊疗方案的制定与临床评价队列研究方案项目、大理州中医医院省级区域中医（针灸）诊疗中心项目资助出版。

中国针灸医学（点校本）

尧天民 / 撰

陈 璞 房立岩 李林森 / 主校

上海世纪出版（集团）有限公司
上海科学技术出版社 出版、发行
（上海市闵行区号景路159弄A座9F-10F）
邮政编码 201101　www.sstp.cn
常熟市华顺印刷有限公司印刷
开本 787×1092　1/16　印张 16.25
字数 270 千字
2025年5月第1版　2025年5月第1次印刷
ISBN 978-7-5478-7118-8/R·3247
定价：88.00元

本书如有缺页、错装或坏损等严重质量问题，请向印刷厂联系调换

内容提要

本书为尧天民现存仅见的针灸著作。全书共分为四册，共四篇，即经穴学、主治学、针法、灸法。首论经穴学，分绪论、经脉和穴法共3章分述经络腧穴。第二篇主治学，先论原络配伍、五输穴、八会穴等特定穴的效用，继而分26节对诸症分部、分病论治。第三篇、第四篇是刺灸术的内容，除常规介绍针灸的基本知识外，尤其阐发补泻之义并就各种灸法逐一点评。

《中国针灸医学》最早版本为1935年中国针灸医学社铅印本，针灸在如今中医的学习当中极为重要，本书体例完备、内容翔实，不同于传统针灸医籍散列脏腑阴阳、气血营卫、腧穴分类等内容，更加富有逻辑性。一方面继承传统经典又借鉴西医解剖、生理、病理；另一方面保留经络学说，又以神经、血管、淋巴管、肝管等阐释针灸理论。本书在讲解穴位应用时，既注重针刺，更有具体灸法，颇为难得。通过解读尧天民的针灸学说，帮助后世可以更好地学习针灸学，并且可以帮助临床工作者更好地、多方位地运用在临床上，也为中医教育提供了一个很好的教材。

本书可供中医内科、针灸临床工作者、中医院校师生及广大中医爱好者阅读。

编委会名单

主　校

陈　璞　房立岩　李林森

协　校

高新颜　候佳晨　蔡　静

参校人员

（按姓氏笔画排序）

马铮然　朱云启　金小程　施抒言
贾　隼　董嘉琪　傅　蕾　雷艳鸣

自　序

先师周元邠先生（1915年8月—2018年1月），诞生于上元三运乙卯年秋，逝于下元八运丁酉年冬。

周元邠先生自幼小从祖父学医，其祖父曾得江津邓晋斋家二十几代伤寒传承；后陆续从李增福先生习槐轩性命之学；从尧天民先生习古典针灸；从承淡安先生习针灸；从彭承祖先生习古中医；从陈青云先生习青城丹医等。

今先生虽返道山六载，音容笑貌，历历目前。先生临床一辈子，古医书阅读面之深之广，余平生未见第二人。

当年初见先生，承蒙厚爱，为点评各家医书要点，但惭愧的是，太多书名都没听说过。时至今日，尚有书未得一见，引以为奇为叹。先生为课徒，曾选书若干，便于初学，其中多有市售者，但未见者亦不少。

璞学不得力，不得先生万分之一，且一向不擅文笔，无法颂扬先生之德之能，故特会约门下弟子，校点先生选书《医理元枢》《医学考辨》《中国针灸医学》等若干，且无市售者，以为纪念。

陈　璞

甲辰冬末

整理说明

《中国针灸医学》为民国医家尧天民所著。尧天民，四川江津人（今重庆江津地区），生卒不详，为民国时期蜀中针灸名家。其弱冠之时，家人多疾病，习读医书，尤好针砭之术，毕业于四川针灸医学讲习所，临床经验丰富，治病多获奇效。

在 1934 年，尧天民被重庆永川国医学校聘为教师，专注于针灸学的教学工作。此外，为了更好地传承和发扬针灸技艺，他在永川创办了中国针灸专科学校，致力于培养针灸领域的专业人才。此后，他又在中江举办了两期针灸讲习班，共培养学员 30 余人，其中包括邑人刘华、刘星垣、钟祝安、郑宗禹、许多述等，皆成为尧氏门下的传承者，为针灸学的发展作出了积极贡献。

《中国针灸医学》成书于民国二十四年（1935），是尧天民现存仅见的针灸著作，是其在四川国医学院和中国针灸专科学校时所编著教材。原书分为四册共六篇，即经穴学、主治学、针法、灸法、小儿推拿法、外科药物学。首论经穴学，分绪论、经脉和穴法共三章分述经络腧穴。第二篇主治学，先论原络配伍、五输穴、八会穴等特定穴的效用，继而分 36 节对诸症分部、分病论治。第三篇、第四篇是刺灸术的内容，除常规介绍针灸的基本知识外，尤其阐发补泻之义，并就各种灸法逐一点评。第五篇详论小儿推拿，分四章以绪论、审病、手法和主治系统论述儿科常见病的诊治。末篇附国医外科药物学，主要收录外治敷贴涂糁四类外用药。现存前四篇内容，第五、第六篇已佚。《中国针灸医学》现有多种印本行世，查初版是民国二十五年（1936）由中国针灸医学社发行，再版是民国二十七年（1938）成都新新印刷社刊行，此外还有 1935 年、1936 年和 1938 年中国针灸医学社铅印本和四川国医学院铅印本。

综观先生著述,能深入浅出,对传统针灸学理论及施治加以拣摘,借鉴西学西医,实为今人学医的重要参考书籍。

以下为本次校勘说明。

(1) 本次校勘《中国针灸医学》以中国针灸医学社于民国二十五年(1936)发行的印本为底本。

(2) 本次点校将原本的繁体字竖排本,整理为简化字横排本,并根据句读,加以现代文标点符号。

(3) 凡底本无误,校本有误者,一律不出校记。凡底本按文义疑有讹、脱、衍、倒等又缺乏依据未能遽定者,保留原文不作改动,出存疑校记。凡可以补正者以〔〕标出;无法补正者以□标记。

(4) 为避免繁冗,本次校对以下问题作简化处理。第一,凡发现底本中的明显错别字,如"當(当)"误作"官","暫"误作"斬","驚"误作"京"等,一律径改,不再注明。第二,各校本与底本相异之处,本次点校依文意选取适宜之说,不予逐一列举。

(5) 底本中通假字一般不作改动。

(6) 底本中的异体字、古今字、俗体字,为便于阅读,多径改为规范字。如"併"改为"并","澀"改为"涩","捲"改为"卷","脅"改为"胁","豀"改为"溪"等。或遇古代特殊病名、穴位名等,则网开一面,不多作统一,如癞疝、痠(酸)、暴瘖(暴喑)、阔约筋(括约肌)、吕细(太溪)等,悉按原书。

(7) 书中其他用字,如数量词,原书一般采用中文数字"一、二、三……",不予修改,均保持原样。

(8) 本书校勘尽力保持原书内容原貌,因此原书存在来源于当今保护动植物的药物(如穿山甲、猴骨、虎骨等)仍予保留,请读者注意甄别,勿盲目袭用。

(9) 凡底本引文虽有化裁,但文理通顺,意义无实质性改变者,不改不注。惟引文改变原意时,方据情酌改,或仍存其旧,均加校记。

(10) 原书有人体脏腑及血脉筋肉分布位置大略图、骨骼名称及部位等图画,由于原图模糊不清,且内容可参考现代解剖学图谱,故删除此部分内容。

(11) 本书中特殊针灸符号说明(由于底本的原符号部分与其他校改符号冲突,已酌情重新定义):① 穴位名称旁"|"表示针刺,后面的"一""二""三"

"四"……"十"表示针刺深度，分别为"一"至"十"分（十分为1寸，约3.3厘米）。② 穴位名称旁的阿拉伯数字对应灸法的壮数，壮数前的"·"表示灸法符号。③ 穴旁符号"△"表示刺之，此穴宜用三棱针取血。④ 穴旁符号"○"表示此穴应用补法，"☆"表示此穴应用泻法。⑤ 针法符号与灸法符号间有"/"者，表明此穴针后同时不再灸，或灸后同时不再针。

（12）此外，部分穴位前并无针灸符号标记，如P108页"魄户"、P149页"通里"等，因原文并无描述，仅作文献保留。又P158页"天应"前无针刺确切深度，因其针刺深度随该穴痛点深浅而变化，故不记具体针几分。又如P159页"痎疟"之命门穴针刺法，疑为"针五分，灸3壮"与"灸7～100壮"皆可，仅供参考；再如P200页治"牛痫"的"百会"穴，前"灸7壮"疑为错解，当作"灸4～49壮"，因原文如此，故保留，仅作文献参考，请读者仔细辨别，勿盲目袭用。

《中国针灸医学》序

　　我国针灸之学，久已失传，虽有《灵》《素》《难经》诸书为之阐明，顾其辞旨深僻，后人不得其解，辗转搜求，适以滋误，况自长沙《伤寒论》出，而汤液之方盛行，针道遂同敝屣；扁鹊、华佗而后，虽代有著述，为《甲乙》《子午》《千金》《明堂》《铜人》《神应》《外台》《大成》诸篇，论列针灸颇详，不无小补。然徒拘于阴阳五行虚诞之说，不切人身生理刺灸之要，甚或师心泥古，取记日之支干及卜筮之卦爻，与人身脏腑经穴，牵强配合，创为子午流注、灵龟飞腾、人神尻神等禁忌诸谬法，自以为独得之秘，而逐臭者复起而遵行之，举世盲从不以为惑。由是朱墨混淆，玉石相乱，而针道之真理愈秘，刺灸之主疗无功，治失其效，信者遂寡，延迄于今，每况愈下。驯考我国神明高上之针灸，沦于贩夫贱役奔走糊口之末技，而为社会所诟病，良可慨也！余弱冠时，家多疾病，常喜披览《灵》《素》诸书，颇留心于针砭，惜其沉晦不彰，窃欲廓新而倡导之，但苦学识浅薄，不足以补弊起衰，每自引以为憾，后幸就学于四川针灸医学讲习所，藉以潜心探讨，兼得随时实习，毕业后复多旁稽博考，于针灸之学，稍识端倪，年来从事医疗，病经数万，多获奇效。去岁复在永川国医学校，主讲针灸，指导学生治疗，二千余病亦十痊八九，爰是不揣固陋，在永创办中国针灸专科学校，招生学习，期在培植针灸人才，俾得广为传导，利济民生。比来就学者甚众，余遂上溯《灵》《素》诸书，旁及人身生理病理，兼取多年研究所得，编成讲义，分经穴主治、针法、灸法等篇，名曰《中国针灸医学》，聊以备授课之用，作初学之梯航。然余固浅学无术者，鲁鱼亥豕，知所不免，惟望高明者加以教正焉，则幸甚矣，是为序。

　　民国二十四年仲春月黄帝一百一十八世孙尧天民序于中国针灸专科学校

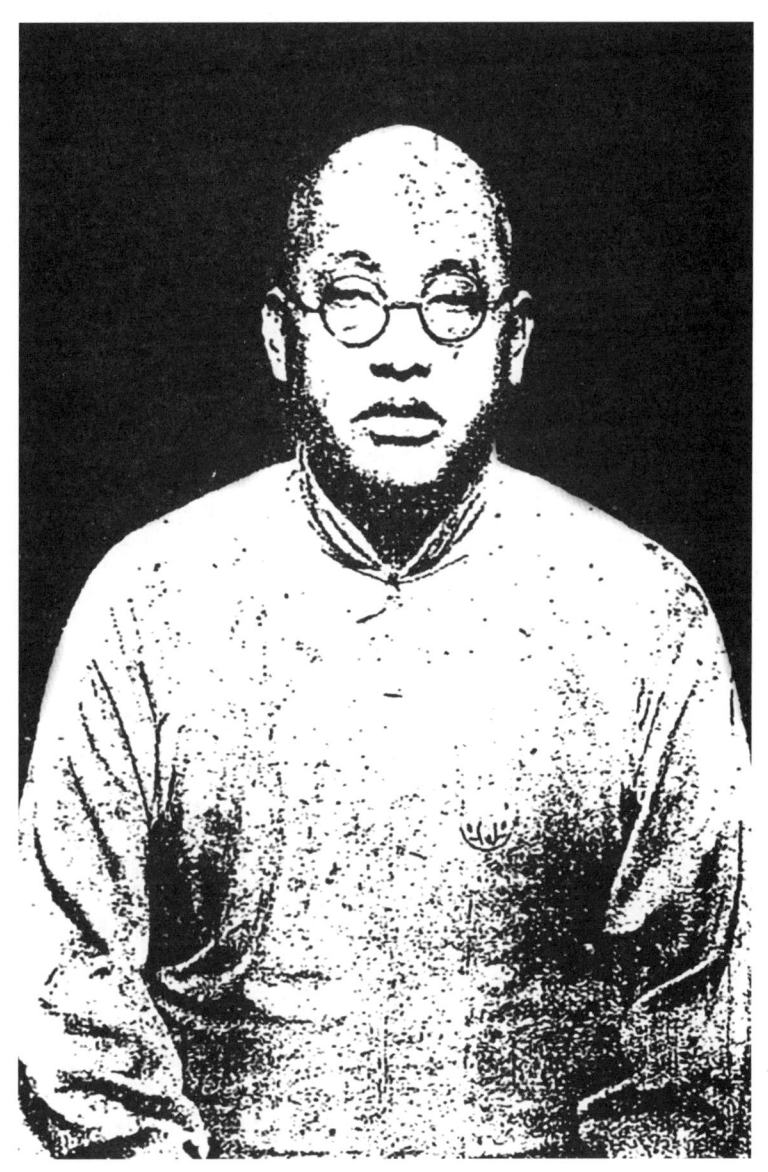

尧天民像

目 录

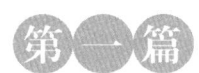

经穴学

第一章 绪论 / 2
第一节 人体之部位 / 2
第二节 骨度 / 3

第二章 经脉 / 6
第一节 肺手太阴经 / 8
第二节 大肠手阳明经 / 9
第三节 胃足阳明经 / 10
第四节 脾足太阴经 / 11
第五节 心手少阴经 / 12
第六节 小肠手太阳经 / 13
第七节 膀胱足太阳经 / 14
第八节 肾足少阴经 / 16
第九节 心包络手厥阴经 / 17
第十节 三焦手少阳经 / 17
第十一节 胆足少阳经 / 18
第十二节 肝足厥阴经 / 19
第十三节 任脉 / 20
第十四节 督脉 / 21

第十五节　冲脉 / 22
第十六节　带脉 / 22
第十七节　跷脉 / 22
第十八节　维脉 / 23

第三章　穴法 / 24
第一节　手足十二经穴 / 24
第二节　奇经八脉穴 / 50
第三节　经外奇穴（共三十六穴）/ 56
第四节　井、荥、俞、经、合穴 / 58
第五节　原穴之说明 / 59
第六节　络穴之说明 / 60
第七节　募穴之说明 / 60
第八节　俞穴 / 61
第九节　会穴 / 61
第十节　针灸禁忌穴 / 66

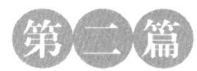

主治学

第一章　绪论 / 68

第二章　穴法主治 / 69
第一节　井、荥、俞、经、合穴主治 / 69
第二节　原穴、络穴主治 / 70
第三节　募穴、俞穴主治 / 72
第四节　会穴主治 / 72
第五节　缪刺十二经井穴主治 / 74

第三章　审病取穴 / 77
第一节　头面颈项门（头顶、脑额、面、眉、目、耳、鼻、口、唇、

　　　　齿、舌、颔、颐、颈、咽喉、嗌、毛发）/ 77
第二节　肩臂至手指（肩、臂、膊、腋、肘、腕、手、掌、指）/ 107
第三节　胸腹至前阴（胸、胁、腹、脐、少腹、前阴）/ 114
第四节　肩背至肛门（背、肩背、脊、腰、腰脊、背胸、腰髋、胯、
　　　　髀枢、尻、肛门）/ 124
第五节　自髀枢下至足趾（腿、股、膝、胻、胫、腘、腨、跗、脚、趾）
　　　　/ 129
第六节　身体（身体、四肢、皮肤、肌肉、骨节、筋脉）/ 135
第七节　脏腑（心、肝、脾、肺、肾、胃、胆、三焦、膀胱、大肠、
　　　　小肠）/ 139
第八节　热病 / 148
第九节　寒伤 / 149
第十节　诸风 / 155
第十一节　疟疾 / 159
第十二节　霍乱 / 162
第十三节　黄疸 / 162
第十四节　痫疾 / 163
第十五节　癫狂 / 164
第十六节　痔漏 / 165
第十七节　疝 / 165
第十八节　汗病 / 166
第十九节　淋 / 167
第二十节　大小便病 / 168
第二十一节　痢、泄泻、溏泄、飧泄 / 171
第二十二节　咳嗽及诸气病 / 172
第二十三节　饮食 / 176
第二十四节　呕吐 / 179
第二十五节　血病 / 181
第二十六节　痰病 / 182
第二十七节　积聚 / 183
第二十八节　水肿 / 184
第二十九节　瘿瘤 / 184
第三十节　瘰疬 / 185

第三十一节　尸厥 / 186

第三十二节　声音言语 / 186

第三十三节　虚劳诸病 / 188

第三十四节　杂病 / 189

第三十五节　妇女病 / 193

第三十六节　小儿病 / 199

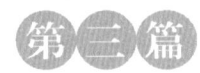

针法

第一章　绪论 / 214

第二章　针之实质 / 215
第一节　针之种类 / 215
第二节　针度 / 216
第三节　针之制造 / 217
第四节　针之选用 / 218
第五节　针之保存 / 218

第三章　针法 / 220
第一节　审穴 / 220
第二节　持针 / 220
第三节　温针 / 221
第四节　切穴 / 221
第五节　进针 / 222
第六节　弹针 / 223
第七节　搓针 / 224
第八节　出针 / 224

第四章　补泻之义 / 226
第一节　补法 / 227

第二节 泻法 / 227
第三节 补泻之应用 / 228
第四节 补泻与用针之关系 / 228
第五节 针之符号及其深浅 / 229

第四篇

灸法

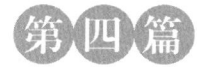

第一章 绪论 / 232

第二章 灸之实质 / 233
第一节 灸之材料 / 233
第二节 灸之制造 / 233
第三节 灸之选用 / 235

第三章 灸法 / 237
第一节 直接灸法 / 237
第二节 间接灸法 / 238
第三节 温熨灸法 / 238
第四节 灸之功用 / 238
第五节 灸之符号及壮数 / 239

中国针灸医学

第一篇

经穴学

第一章 绪论

经者何？乃人身之经脉也，即人身外部之肢体，与在内之脏腑，表里内外，互相通达，而为气血往还，所经由之路径也。穴者，孔穴之义，谓其内有孔道，可以通达于内脏，故又称为穴道，即古人于人身肢体，经脉所循行特异之处，取义命名，以为针灸治疗之点。经穴学者，即研究人身之经脉及穴道之学科。凡人身脏腑之形状功能，经脉之循注为病，穴道之分配取法皆属之，对于针灸医学上至为重要。凡有志针灸学者，所当切实讲求，不容稍懈也。然欲知经脉之循行，则人体之部位[1]不可不明；欲求穴道之分布，则骨度之身寸，不可不讲，兹分节附属于后。

第一节 人体之部位

吾人之身，自从外部观之，可分为头、颈、胸、腹、肢诸部。头上为顶，表面被以发为发际，顶前为颅为额，额之两角，当曲角发际处为额角；头之前为面，面具耳目口鼻，鼻居面之中，其竖起直上者为鼻柱，鼻柱之上当两角为頞，柱之下隆起者为鼻准，准下两孔为鼻孔，目居頞之左右两侧，中有目珠，目珠上下所覆被之皮为上下睑，两睑左右相交处为眦，在内者为内眦，在外者为外眦，睑沿所生之毛为睫毛，目上有眉，眉向内之端为眉头，向外之端为眉后，耳居面部左右两侧，在外如贝形者为耳壳，耳壳上部轮廓处为耳廓，下部垂于颊后者为耳垂，当耳前突起如豆核者为耳珠，当耳后耳壳连于面部之处为耳本，口居鼻之下，外部为上下唇，上下唇左右相连之处为吻，两唇内上下有齿，齿内有舌，面部当鼻左右突起者为颧，颧下当吻左右软处者为颊，吻下为颔，颊上为颐。头之后当耳上向后起骨为枕骨，耳本之后所起之骨为完骨。头部之下在前者为颈，向后者为项，颈前之中突起之骨为结喉，结喉之下连胸部处宛宛，中为天突。颈项之下两侧平行至上肢连接之部为肩，肩向后循横行骨部为肩胛，肩前横长之骨为锁骨。

---

[1] 原书有"全身筋肉血脉及内脏配布位置之大略"图，模糊不清，已删除，其内容可参考现代解剖学相关图谱。

颈之前部下连胸部，胸部之左右有乳房，乳房之中突起之嘴为乳头。胸部之下为腹部，腹中有脐，脐下为少腹，少腹之最下部有生殖器官。人体以颈胸腹各部，合成躯干，胸腹部之后面为背部，背之中行为脊，上连项下达肛门，胸腹部与背部之两侧，在肢与肩连接处之下为腋，腋之中弯曲处为曲腋，腋下为胁，胁之下当季肋处为季胁，季胁之下为腰，腰下当下肢连接转骨处为髀枢，由髀枢横达肛门之部分为臀部。肢有上肢下肢之分，上肢连接于肩部为上膊，上膊之外侧为臑，上膊下连接者为下臂，其相连关节之处为肘，肘前为掌相连之处为腕，掌有指分大指食指中指无名指小指等，指端之表附有爪甲，下肢连于臀部为股，股之在外侧者为髀，在内侧者为阴股，股下有膝，膝头有盖为膑，膑下内侧之骨为内辅骨，膝之后面为腘，膝下连以胫，腘之下为腨肠，胫之下部有内外踝，踝后为跟，踝前为足掌，掌端有足趾，足掌之表为跗。凡此均为人身各部分在外之位置，可以逐一观察而得者也，至人体之内部，则有体躯与内脏之分，体躯以骨骼为架，附以筋肉，外包以皮肤，内脏居于体躯之内部，其藏于头盖之内者为脑髓，其藏脊椎之内者为脊髓，其藏于胸腔之内者有肺及心，其藏于腹腔之内者，有胃、脾、膵[1]、肝、胆、肾、小肠、大肠、膀胱，胸腔与腹腔之间，有横膈膜膈[2]之，被以平滑之薄膜连结而成，腔内之周围为壁衣，由胃所发出之食道贯膈上咽达于口，由肺所发出之气管，上通于喉达口鼻，心所发出之血管，脑脊髓所分配之神经，淋巴干所分出淋巴腺，及脏腑所发出之经脉，则达于四肢百骸，散布于周身，此人体内部各部位置之大略也。

第二节 骨度

人身之肢体骨节，其大小长短广狭，均各自有其固定之度，曰骨度。换言之即人身之肢体骨节，大小长短广狭之分寸也，故又称为身寸。盖人身经脉之循行密如蛛网，正穴奇穴之数，多至四百，其散布于肢体，有若繁星之罗列天空，若不准据其固定之身寸，以推求之，则经穴之部位，必致茫然无从测定，是以身寸者，定人体经穴部位之准则也，兹分为头、面、颈、胸、腹、胁、腰、背、肢各部述明之。

---

[1] 膵：胰腺的旧称，又称膵脏，后同。
[2] 膈：当作"隔"。

一、头面部

头之大骨围为二尺六寸,头部之中行发所覆者,自前发际至后发际为一尺二寸;如前发际不明,则由两眉之中心,直上至前发际为三寸;如后发不明者,则由大椎穴起至发际作三寸;前后均不明者,共作一尺八寸,凡头部发际内直行之穴,依此身寸折取。

面部平行之穴,以眼之内眦角,平去外眦角作一寸,凡面部平行之穴依此折取。面部由额角发际处,直下至颐作一尺,凡面部直行之穴依此折取。

面部由耳前耳门穴,左右二穴平行相去作一尺三寸,两颧相距平去作七寸,耳后两完骨,平去作九寸。

当完骨上发际处为角,直下至颈柱骨作一尺,颈前由廉泉至天突作三寸,凡颈项直行之穴,依此身寸折取。

二、胸腹部

胸部中行由结喉下之宛宛中天突,直下至两乳头中行平膻中穴作八寸,膻中下至中庭穴加一寸六分,共作九寸六分,凡胸部直行各穴依此身寸折取。

胸部之两乳平中相去作八寸,凡胸腹部平去之穴,依此折取。

腹部中行由胸歧骨下之蔽骨,直下至脐心作八寸,人无蔽骨者,以歧骨下至脐心作九寸,凡大腹部直行各穴,准此身寸折取。

少腹部中行,由脐心直下至毛际软处之曲骨穴作五寸,凡少腹部直行各穴,依此身寸折取。

三、背部

背部脊中行,由大椎穴至尾骶骨共二十一椎,上七椎每椎长一寸四分一厘,中七椎每椎长一寸六分一厘,下七椎每椎长一寸二分六厘,通共计长三尺,古人所谓三尺之躯即指此也,凡背部直行之穴,依椎骨取之。

背部横行之穴,以手中指中节,两横纹角相去作一寸,折算取之,脊椎之广作一寸,凡背部横行身寸,以脊椎中行起算,则多加半寸。

四、胁腰部

由曲腋直下至季胁作一尺二寸,由季胁直下至髀枢作六寸,凡身侧直行之穴,依此身寸折取。

五、上肢部

由肩端至肘外骨端作一尺七寸，由肘至腕作一尺二寸，由腕至手掌中指本节前作四寸半，中指本节前至指末作四寸，手之中指中节两横纹角相去作一寸，凡上下肢直行横行之穴，均依此身寸折取，但男取左手中指中节，女取右手中指中节为准。

六、下肢部

由髀枢直下至膝长一尺九寸，横骨上廉直下至膝内辅骨上廉，一尺八长，膝内辅骨自上廉至下廉作三寸，内辅骨下廉直下至内踝长一尺三寸，膝外下至外踝长一尺六寸，膝腘约纹中下至跟骨作一尺二寸，足长作一尺二寸，足广作四寸。人身通常作七尺五寸。

第二章 经脉

　　经犹径也，如路径之通行可常用也，脉犹募也，言募络人之周也。换言之即人身外部之肢体，与在内之脏腑，表里通达，而为气血往还所经由之路径也。古人分为手足十二经，及奇经八脉，经则以其循行于上下肢光线之明暗，分为阴阳二者，脉则依其循行之作用，以任督冲带跷维等，取义命名，阴曰太阴、少阴、厥阴，阳曰少阳、太阳、阳明，少言其微，太言其盛，厥明言其极也，任与妊通，有担任精血生殖之能，督取督率之义，能主宰人身之知觉运动，冲取气血通行之冲要，带则言其脉之束身如带也，跷属别脉取其捷能别走，维则取其能维系也。古人以人身之在背面者为阳，在腹面者为阴，其在四肢者，则以在外侧者为阳，在内侧者为阴，视人身经脉循行明暗，及功用之处，而定阴阳任督等义。故其经之循行于上肢内侧，向背之后方，光线在微暗之处者，曰手少阴经内通于心；循行上肢内侧向腹之前方，光线阴盛之处者，曰手太阴经内通于肺；循行上肢内侧之中行，在光线阴极之处者，曰手厥阴经内通于心包络；其循行上肢外侧中行低陷部分，在光线微阳之处者，曰手少阳经内达于三焦；循行上肢外侧向背之后方，在光线阳盛之处者，曰手太阳经内达于小肠；循行上肢外侧向腹之前方，居于突起部位，光线阳极之处者，曰手阳明经内达于大肠；又其经之循行于下肢内侧，向背之后方光线微阴之处者，曰足少阴经内通于肾；循行下肢内侧向腹之前方，在光线阴盛之处者，曰足太阴经内通于脾；循行下肢内侧之中行，在光线极阴之处者，曰足厥阴经内通于肝；其循行下肢外侧中行，居于低陷部分，在光线微阳之处者，曰足少阳经内达于胆；循行下肢外侧向背之后方，居光线阳盛之处者，曰足太阳经内达于膀胱；循行下肢外侧向腹之前方突起部分，光线极阳之处者，曰足阳明经内达于胃。其阴经循行内通之内脏，则称为脏，如肺、心、心包络、肾、肝、脾是，阳经循行内达之内脏，则称为腑，如三焦、大肠、小肠、胃、胆、膀胱是。凡此手足十二经，分阴阳命名之义，吾人直立垂手，观察其光线所及外明为阳，内暗为阴，光线或微或盛或极之处，均可逐一指点，切实证明，若非五行谶纬，虚诞之阴阳所可比拟也。至其脉之循行于躯干，在腹面之中行者曰任脉，上入于心下达于阴器，内通于胞室，任与妊通，有担任精血生育之能；其循行于背脊之中行者曰督脉，上达于脑神经，分布于周身，能主宰人生之知觉运动，有督率之义；其脉起于气街，挟[1]脐行腹达胸曰冲脉，为气血上下流行之冲要，其脉起季胁，回身一周者曰带脉，取束身如带之义；其脉起于足少阴，循内踝上阴股达胸，至咽者曰阴跷脉；其脉起于足太阳，循外踝上行达于脑者，曰阳跷脉，跷言其捷能别走也；其脉起足内踝，上行达面，挟吻者曰阴维脉；其脉起于足太阳，上行与阳经交会至目内眦，曰阳维脉，维言其能维系也，此奇经八脉命名之义也。

手足十二经之循行经，谓手之三阴从胸走至手，手之三阳从手走至头，足之三阳从头下走至足，足之三阴从足上走至胸，络脉传注，周流不息，行阴阳通阴阳，以荣于身。其脉始起于中焦，上膈属肺出腋下，循上肢内侧前廉至大指端，其支络从腕后出次指端，交手阳明经；循上肢外侧前廉上肘，行臑至肩入缺盆，下膈属大肠，支络从缺盆上颈贯颊，入下齿中出挟口鼻，交足阳明经；循鼻入上齿还出挟口交承浆，循颈入缺盆下膈属胃，以至于气街，直者下乳挟脐合于气街，抵膝分行下跗，一出中趾内间，一出中趾外间，支络别跗入大趾，交足太阴经；循下肢内侧前方，上抵膝内由股入腹，属脾络胃上膈注心中，交手少阴经；循腋下达上肢内侧后廉，抵掌锐骨，直出小指端，交手太阳经；由掌侧循上肢外侧后方，贯肘入肩解绕肩胛，直从缺盆下膈属小肠，支络从颈上颊，自目内眦，交足太阳经；循额交巅络脑，别出下项，挟脊抵腰，络肾属膀胱下至腘，支络从髆内，左右别下腘中，循下肢之后方，至小趾外侧斜趋足心，交足少阴经；循胫腘上股内。贯脊属肾，上贯肝膈入肺循喉挟舌根，交络出肺注胸中，交手厥阴经；循胸入曲腋行上肢内侧之中行，直抵掌中中指末，支络别掌出无名指端，交手少阳经；循掌表行上肢外侧中行，贯肘行臑上肩入缺盆，下历三焦，支络上颈抵耳后，出走至目锐眦，交足少阳经，下入缺盆下膈，属胆循胁抵气街，荣毛际横入髀厌，行下肢外侧中行，至外踝入跗，出小趾次趾端，支络别跗入大趾爪甲三毛，交足厥阴经；循趾入内踝，上胫交太阴之后，循下肢内侧中行入腘，上阴股中行入毛绕阴器抵小腹，挟胃属胆络胆，上贯膈布胁肋循喉入颃颡，上连目系，出额会督，支从目系出，下循颊环唇，一支从肝别贯膈，上注于肺交手太阴经，此十二经循行络脉传注之大略也。

---

[1] 挟：原文为"侠"，古同"挟"，后同。

夫经脉为气血往还之路径，故气血之流行于经脉者，即为经气。血为营气，即血球[1]中所饱含之氧[2]气，血浆中所含之营养分，行于脉管之中。气为卫气，即由膀胱盛受肾脏之津液，均能被胞室蓄热所蒸发，又及淋巴液被体温所蒸，亦化气含温上升外达，行于脉外膜层之中者。营卫之气均依经脉之循行，相偕而流注阴阳诸经，遍布于周身。营常出于卫，以资营养，始成养化，卫常入于营，以相温濡，抱出[3]老废物，始能排泄，此即经所谓行气血通阴阳，以荣其身者也。兹依十二经流注之次序，分节述明于下。

第一节　肺手太阴经

肺居胸腔之内，当心脏之两侧，下达于横膈膜，上面达胸腔之上口，形圆锥覆而盂，分左右两部，右肺短而大分三叶，左肺长而小分二叶，其色暗灰外面现无数之黑点，由肺系脉网肺衣而成，上连气管达喉，通口鼻司呼吸，通体为气管之组织，气管支之末端，具无数之气泡，气泡之膜极薄，处处有微血管缠绕之，其肺动脉肺静脉，则出入肺脏之中，肺动脉由气泡吹出，血中之碳[4]、氧气亦由口吹出，再易以由口吸入之氧气，血液遂由暗赤色而变为鲜红色，循肺静脉返心流布周身，为气化之源，至肺外膜层极薄，透明之肺衣饱含膜沫，内濡润以利呼吸，外随气所至，以涵育膏液精血。

肺手太阴之脉，起于中焦，下络大肠，还循胃口，上膈属肺，从肺系横出腋下，下循臑内，行少阴心主之前，下肘中，循臂内上骨下廉，入寸口，上鱼，循鱼际，出大指之端；其支者，从腕后直出次指内廉出其端，交手阳明经。此经多气少血，其为病也，是动则病肺胀膨膨而喘咳，缺盆中痛，甚则交两手而瞀，此为臂厥。是主肺所生病者，咳、上气、喘渴、烦心、胸满、臑臂内前廉痛厥、掌中热。气盛有余，则肩背痛风寒，汗出，小便数而欠。气虚则肩背痛，少气不足以息，溺色变。

附歌

肺手太阴中焦生，下络大肠胃口行，上膈属肺从肺系，系横腋下臑内萦，

---

[1] 血球：即红细胞。
[2] 氧：原文为"养"，据文意当作化学元素名"氧"，后同，径改。
[3] 抱出：意为"代谢出"。
[4] 碳：原文为"炭"，据文意当作化学元素名"碳"，后同，径改。

前于心与心包络，下肘臂内骨上循，遂入寸口下鱼际，大指内侧爪甲根，
支络还从腕后出，接次指交阳明经，此经多气而少血，是动则病喘与咳，
肺胀膨膨缺盆痛，两手交瞀为臂厥，所生病者咳上气，喘渴烦心胸满塞，
臑臂之内前廉痛，为厥或为掌中热，气虚肩臂痛而寒，溺变少气不足息，
气盛亦疼风寒汗，中风欠伸小便数。

第二节　大肠手阳明经

大肠居于腹腔之内，分盲肠结肠直肠三部，其起始之部为盲肠，连于小肠之回肠，其端附有小管之虫样垂，盲肠自腹腔之右方，右肾之前上行贴肝，屈折横过胃下，再曲折向下行于腹腔之左方，左肾之前为结肠，行至臀部之骨盘内为直肠，达于肛门。

饮食入口进胃，经过小肠各部，其水谷之津液，由胃壁吸收十之一二，由小肠壁吸收十之七八，糟粕然后下入大肠，又大肠尽量吸收水分营养，化为粪块，由直肠排出肛门。

大肠手阳明之脉，起于大指次指之端，循指上廉，出合谷两骨之间，上入两筋之上，循臂上廉，入肘外廉，上臑外前廉，上肩，出髃骨之前廉，上出于柱骨之会上，下入缺盆，络肺，下膈，属大肠；其支者，从缺盆上颈贯颊，入下齿中，还出挟口，交人中，左之右，右之左，上挟鼻孔，交足阳明经。此经气盛血盛，其为病也，是动则病齿痛，颈肿。是主津液所生病者，目黄，口干，鼽衄，喉痹，肩前臑痛，大指次指痛不用。气有余则当脉所过者热肿，虚则寒慄不复。

附歌

手阳明经大肠脉，次指内侧起商阳，循指上廉出合谷，两骨两筋中间行，
上臂入肘循臑外，肩端前廉柱骨旁，会此下入缺盆内，络肺下膈属大肠，
支从缺盆上入颈，斜贯颊前下齿当，环口人中交左右，上挟鼻孔注迎香，
此经气盛血亦盛，是动齿痛颈亦肿，是主津液病所生，目黄口干鼽衄动，
喉痹及痛肩前臑，大指次指痛不用，虚则循脉寒慄生，气有余分脉热肿。

第三节　胃足阳明经

胃居横膈之下，横曲如袋，其上端接食道之处，为胃之上口曰贲门，下通十二指肠，为胃之下口曰幽门，其处具有轮状之阔约筋[1]。胃壁之大部分，为筋肉所构成，外面被以浆液膜，内面被以黏膜，黏膜之中有无数管状之胃线，散布于胃壁之全面，时分泌无色透明盐酸性之胃液，饮食入口合唾液，由食道下入于胃，胃壁因受刺激，而分泌多量之胃液，幽门处之阔约筋，随起收缩，使食物上于胃中，胃壁内具有多数之皱襞蠕动不已，胃液遂与食物混合，并受胃下曲抱之脾脏及胃后肝脏，回血管血热之蒸发，变化精液，由胃壁外之微丝血管，吸收约十之一二，其变化未透者，成为浓厚之液汁曰糜粥，约经过二小时，阔约筋亦弛缓，由胃蠕动排出糜粥于十二指肠，此胃消化食物之大略也。

胃足阳明之脉，起于鼻之交頞中，旁纳太阳之脉，下循鼻外，入上齿中，还出挟口环唇，下交承浆，却循颐后下廉，出大迎，循颊车，上耳前，过客主人，循发际，至额颅；其支者，从大迎前下人迎，循喉咙，入缺盆，下膈，属胃，络脾；其直者，从缺盆下乳内廉，下挟脐，入气街中；其支者，起于胃口，下循腹里，下至气街中而合，以下髀关，抵伏兔，下膝膑中，下循胫外廉，下足跗，入中指内间；其支者，下廉三寸而别下入中指外间；其支者，别跗上，入大指间，出其端，交足太阴经。此经气多血多，其为病也，是动则病洒洒振寒，善呻，数欠，颜黑，病至则恶人与火，闻木声则惕然而惊，心欲动，独闭户塞牖而处。甚则欲登高而歌，弃衣而走，贲响腹胀，是谓骭厥。是主血所生病者，狂疟，温淫，汗出，鼽衄，口㖞，唇胗[2]，颈肿，喉痹，大腹水肿，膝膑肿痛。循膺乳、气街、股、伏兔、骭外廉、足跗上皆痛，中指不用。

附歌

胃足阳明交頞起，下循鼻外入上齿，环唇挟口交承浆，颐后大迎颊车里，
耳前发际至额颅，支循喉咙缺盆底，下膈属胃络脾宫，直者下乳挟脐中，

---

[1] 阔约筋：民国时期的旧称，当作"括约肌"，后同。
[2] 胗：当作"疹"。

支起胃口循腹里，下循直合于气冲，遂由髀关抵膝膑，胻跗中趾内间通，
一支下膝注三里，前出中趾外间逢，一支别跗入大趾，太端内侧交脾络，
此经多气复多血，是动振寒欠颜黑，病至恶见火与人，忌闻木声心惊惕，
闭户塞牖欲独处，甚则登高弃衣陟，为此诸病脉气逆，贲响腹胀为骭厥，
血所生病者狂疟，温淫汗出鼽衄血，口㖞唇胗又喉痹，膝膑肿痛腹水结，
膺乳气街伏兔胻，足跗中趾皆痛彻，有余消谷溺色黄，不足身前寒战栗，
胃寒胀满食不消，气盛身前皆有热。

第四节　脾足太阴经

脾居腹腔内之上部，一脏而有二物，左为扁平椭圆形之脾居于胃后，曲向胃下，系无管血脉所构成，质颇柔软，分为脾髓及薄膜，薄膜包于脾髓之表面，复连络达内部，分裂四布如网，以脾髓充填之，脾动脉脾静脉出入其间，通肝达心，统血多其色暗赤；右为扁平蕉叶形之膵脏曲抱胃下，为葡萄状腺所构成，外面被以薄膜，分头、体、尾三部，头部大起于十二指肠之弯曲处，尾部小连于脾脏，体部居头尾二部之中，由右端头部通胃下口处，又十二指肠之上部，分泌无色透明硷[1]性及含有酸酵性之膵液，注肠化食其外膜连于胃下，能吸收胃内过剩水分，出走连网。

饮食入胃，由脾动脉吸取从心下膈之血热，与胃后肝脏之血热，辐辏蒸化，食物化为糜粥，膵膜吸收过剩水分出走连网，由肾系入肾中，至输尿管注膀胱，被胞室蓄热蒸发，化气上熏，谷贪之精化为乳糜者，由肠胃外之微丝血管、乳糜管所吸收之血，流布周身，供各组织之需要，其精粹之余者，以脾肺油膜同化作用，化为脂肪，遍布周身，备养料缺乏时之用，如大地之生养万物然。

脾足太阴之脉起于大趾之端，循趾内侧白肉际，过核骨，上内踝前廉，上踹内，循胫骨后，交足厥阴之前，上膝股内前廉，入腹属脾，络胃，上膈，挟咽，连舌本，散舌下；其支者，复从胃，别上膈，注心中，交手少阴经。此经气多血少，其为病也，是动则病舌本强，食则呕，胃脘痛，腹胀善噫，得后与气则快然如衰，身体皆重。是主脾所生病者，舌本痛，体不能动摇，食不下，烦心，心下急痛，溏瘕泄，水闭黄疸，不能卧，强立股膝内肿厥，足大趾不用。

---

[1] 硷：当作"碱"。

附歌

脾足太阴起大趾，循趾内侧白肉际，过核骨下内踝前，上径循腨膝股里，
股内前廉入腹中，属脾络胃上膈通，挟咽连舌散舌下，支者从胃注心宫，
此经血少而气旺，是动则病舌本强，食入即呕胃脘痛，更兼善噫而腹胀，
得后与气快然衰，身体皆重不舒畅，所生病者舌本痛，烦心急痛体难动，
食不能下兼溏瘕，不卧强立股内肿，泄泻水闭黄疸生，足大趾痛不堪用。

第五节　心手少阴经

心居胸腔之内，倒悬于肺叶之间，形似莲苞，其大如拳，为筋肉所构成，表面之周围，包被以薄膜是为心囊，即心包络，包络之上为心系，连于肺系，心空如囊，上下纵横间隔，成上下左右四空腔。上腔为心耳，下腔为心室，在左为左心耳左心室，在右为右心耳右心室，心耳心室，上下各有孔相通，其处具尖角形之瓣膜，司启闭，四腔之外壁，各开小孔，连于血管，其下腔开孔处，亦各具半月形之瓣膜，可以开阖，其由右心室，连出之血管，为大动脉管，向体之上下而行，渐次分歧为各动脉管，由各动脉管，再区分为多数之微血管，遍布周身各部，复由微血管，渐次归集，合为各静脉管，向心脏之方而行，渐集渐粗，成大静脉管，与右心耳孔相连接，又至右心室孔，连出之血管，为肺动脉管，入于肺脏之左右，分析为无数之微血管，遍布肺中，缠绕气泡，微血管复渐集合，向心脏出走，渐集渐粗，成肺静脉管，连于左心耳孔，心腔之中注以血液，左腔之血，色鲜红饱含氧气，右腔之血，其色暗紫含碳、氧气，于左心室壁筋肉收缩时，血液遂排开半月瓣，放射血液于大动脉管之中，行体之上下各动脉管，达于周身各部之微血管，血液中所含之氧气，及营养分等，遂分给于组织之中。其各组织中，因养气作用所生之碳、氧、氫[1]，及老废物等，复摄入于血液中，由是鲜红色之血液，变为暗紫色，由微血管渐次汇集于各静脉管，由大静脉管返于右心耳，排开瓣膜，下注右心室，此为血液之大循环，又名体循环。右心室充满血液时，室壁筋肉起收缩，血液排开半月瓣，放射血液于肺动脉中，分左右入肺微血管，微血管缠绕气泡，血液中所含之碳、氧等，遂由气泡借口呼出之力，以吹出体外，

---

[1] 氫：当作"氢"，后同。

易以由口吸入之氧气，血液遂由暗紫色变为鲜红色，由微血管汇集于肺静脉管，流入左耳心，排开瓣膜下注左心室，是为血液之小循环，又名肺循环。

心耳及心室，腔壁之收缩放弛常互相交换，先由左右两心耳，同时收缩，血液排上下，间壁之瓣膜下注于心室，心室筋肉放弛，容纳血液，即行起收缩，上使上下间壁之瓣关闭，不致血液逆流于心耳。下则排开半月瓣，放射血液于动脉管中，循环脉管复归于心耳。其放射血液于动脉后，半月膜随即关闭，此瓣膜之一开一阖，腔壁之一收一缩，无时或息，周身之动脉，遂随之而动，是为脉搏；心脏亦因之生搏动，是为心搏。至心脏内所贮之血液，由血球吸取氧气，而集聚于心，遂生高度之热，是为心阳，又称君火，为发生体温之源。

心手少阴之脉起于心中，出属心系，下膈络小肠；其支者，从心系上挟咽，系目系；其直者，复从心系却上肺，下出腋，下循臑内后廉，行手太阴、心主之后，下肘内，循臂内后廉，抵掌后锐骨之端，入掌内后廉，循小指之内出其端，交手太阳经。此经少血多气，其为病也，是动则病嗌干心痛，渴而欲饮，是为臂厥。是主心所生病者，目黄胁痛，臑臂内后廉痛厥，掌中热痛。

附歌

心手少阴起于心，下膈直络小肠承，支者挟咽系目系，直从心系上肺循，
下腋臑内后廉出，太阴心主之后行，下肘臂内抵掌后，锐骨上循小爪根，
此经少血而多气，是动咽干渴心疼，所生目黄及胁痛，臂臑内痛掌热生。

第六节　小肠手太阳经

小肠居腹腔之中，分为十二指肠空肠回肠三部，十二指肠上连胃之下口幽门阔约筋处，弯曲下行长约十二指许，故名十二指肠；其下为空肠，因人死亡时，此段肠内多空，故名空肠；空肠之下为回肠，因其蜿曲迂回九转，故名回肠。其实三部肠壁之组织均同，无划然之区别，小肠之壁内面被以黏膜，外为结缔组织之筋肉所成，表面被以浆液膜，壁之内面成无数横裂之皱襞，四周崎列，致辐辏成为自闭瓣，黏膜之表面，具有无数肠腺之口，似天鹅绒毛之突出，绒毛之内，有微丝血管，及分布之乳糜管，其数共约四百万之多。

胃中由食物所化成之糜粥，因幽门处之阔约筋弛缓，胃壁蠕动，遂排入于十二指肠由膵脏注入之膵液[1]，肝脏输胆管注入之胆汁，及小肠腺分泌之肠液，受肠壁皱襞蠕动作用，渐次混合而下行，遂起化学作用，其由胆汁与糜粥混合起化学作用，能使糜粥内之脂肪质，变为细小之球状粒，化成乳糜，又使肠壁润泽，俾易吸收脂肪，并可防止肠内食物腐败，膵液与糜粥混合起化学作用，一变淀粉质为糖质，二变蛋白质为百部顿之营养分，亦能化脂肪为乳糜，经化学变化后，渐次同水分等，被绒毛所吸收，透过绒毛表面之细胞层，一部为微血管所吸收，一部为乳糜管所吸收，与血液相混合，循环于全体以资营养，至其过剩之水分，由肠外油膜吸收达肾注膀胱，此小肠消化作用之大略也。

小肠手太阳之脉，起于小指之端，循手外侧，上腕，出踝中，直上循臂骨下廉，出肘内侧两筋之间，上循臑外后廉，出肩解，绕肩胛，交肩上，入缺盆，络心，循咽，下膈，抵胃，属小肠；其支者，从缺盆循颈上颊，至目锐眦，却入耳中；其支别者，别颊上䪼抵鼻，至目内眦，斜络于颧，交足太阳经。此经气少血多，其为病也，是动则病嗌痛，颔肿，不可以顾，肩似拔，臑似折。是主液所生病者，耳聋，目黄，颊肿，颈、颔、肩、臑、肘、臂外后廉痛。

附歌

手太阳经小肠脉，小指端外起少泽，循手上腕出踝中，入臂肘内骨下侧，
两筋之间臑后廉，出肩解而绕胛肩，交肩之上入缺盆，直下络心循咽嗌，
下膈抵胃属小肠，支从缺盆上颈颊，至目锐眦入耳中，支者别颊复上䪼，
抵鼻至于目内眦，交足太阳络颧毕，少气多血属此经，是动则病咽痛切，
颔肿不可以回顾，肩似拔兮臑似折，是主液所生病者，耳聋颊肿目黄色，
颈颔均痛及肩臑，肘臂外后皆痛彻。

第七节　膀胱足太阳经

膀胱居腹腔内之下部，骨盘之内，为卵形之囊状物，外层为筋肉所成，内面之壁，被以黏膜，其后面之下部，左右与肾脏所垂之输尿管相通，前面下部与细

---

[1] 膵液：应指胰液。

长尿道相通，其相通接连处，具有轮状之阔约筋。膀胱富于筋肉，有弹力性，中蓄尿液时，则其体膨胀，移出位置上达于脐；尿液排泄后，则其体萎缩退伏于骨盘内；当尿液未充满时，则通尿道处之阔约筋，常收缩以闭尿道之口，使尿液不致漏泄；及尿液充满，则阔约筋起放弛，膀胱壁之筋肉亦起收缩，尿液遂由尿道排出体外。惟吾人得以随意排出尿液者，则由于腹部筋肉之收缩，自外面压迫膀胱收缩，使阔约筋胀开故也。

膀胱主水为营卫气化之源，卫气起于下焦，即由膀胱受肾脏之津液，为胞室之热所蒸发，化气含温，出气海达气街，循冲脉行于肠胃外油膜，于呼气时膈膜凸起上升，依势透膈上胸，合水谷清阳化生之气，蕴于胸中，而为宗气；由脉外之膜层分布内外，其一部循肺脉膜，透入肺脏，随呼气出口鼻，复结为津液，一部循大动脉膜，旁达躯肢各部，出腠理而结为汗，至其卫循脉外，与各组织细胞相摩擦，所生之热，谓之物理的体温；营气以下焦卫气为根，而育盛于中焦，由胃肠外之微丝血管，吸收水谷之精，结合总管，运之入心化血，由心气鼓荡入脉，与各组织中起燃烧作用，化分化合，此中所生之热，谓之化学体温。故营卫内起于丹田，外合于皮下，成为卫外之太阳气。

膀胱足太阳起于目内眦，上额，交巅；其支者，从巅至耳上角；其直者，从巅入络脑，还出别下项，循肩膊内，挟脊，抵腰中，入循膂，络肾，属膀胱；其支者，从腰中下挟脊，贯臀，入腘中；其支者，从膊内左右别，下贯胛，挟脊内，过髀枢，循髀外，从后廉下合腘中，以下贯腨内，出外踝之后，循京骨，至小趾外侧，斜趋足心交足少阴经。此经少气多血，其为病也，是动则病冲头痛，目似脱，项如拔，脊痛，腰似折，髀不可以曲，腘如结，腨如裂，是为踝厥。是主筋所生病者，痔、疟、狂、颠疾，头囟项痛，目黄，泪出，鼽衄，项、背、腰、尻、腘、腨皆痛，小趾不用。

附歌

膀胱足太阳之经，起目内眦上额巅，支者别巅入耳角，直者从巅络脑间，
还出下项循肩膊，挟脊抵腰循膂边，络肾下属膀胱腑，一支贯臀入腘连，
一支从膊别贯胛，挟脊循髀腘内连，贯腨踝后至京骨，小趾外下趋涌泉，
此经少气而多血，动冲头痛目如锐，项脊腰痛髀曲难，腘如结兮腨如裂，
所生病痔疟狂癫，头囟顶痛目黄色，泪出鼽衄项背疼，腰尻腘腨小痛彻。

第八节 肾足少阴经

肾形略似蚕豆色赤褐，居腹腔内之后壁，十四脊椎之下，左右各一枚。两肾相对，内侧凸处为肾门，中连白色之油膜，是为肾系，肾动脉肾静脉，横贯于肾门，其输尿管亦由肾门发出，左右各一下垂，连于膀胱肾系，贯连脊骨之中，通脊髓上达于脑。又两肾之间，当十四脊椎下，有气管一条，外可上达于鼻，吸引天空之氧气，以下胞室，是为命门，为人生命之根。由肾系生出膜网分布上下，是为三焦，三焦网油，前连膀胱，后接大肠，中间一大夹室，即为胞室。

凡人饮水入胃，自胃底之膵膜吸出走连网，其小肠内过剩之水，自肠外之油膜，归于肾系入肾中，自输尿管下注于膀胱，膀胱受胞室蓄热蒸发，化气生津。故《经》谓肾合膀胱为津液之腑，即由命门气管通鼻，吸入天空氧气入肺历心，引心火循背入肾系，下网膜分细管入腹，会于胞室，膀胱中储蓄精液，如釜中贮水，胞室蓄热，如灶内添薪，蒸气上升外达，乃生气化，故《经》言肾生气，又云生气通天也。

肾足少阴之脉，起于小趾之下，斜趋足心，出于然谷之下，循内踝之后，别入跟中，以上踹内，出腘内廉，上股内后廉，贯脊属肾，络膀胱；其直者，从肾上贯肝膈，入肺中，循喉咙，挟舌本；其支者，从肺出络心，注胸中，交手厥阴经。此经多气少血，其为病也，是动则病饥不欲食，面如漆柴，咳嗽有血，喝喝而喘，坐而欲起，目䀮䀮如无所见，心悬如饥状，气不足则善恐，心惕惕如人将捕之，是为骨厥。是主肾所生病者，口热舌干，咽肿，上气，嗌干，烦心，心痛，黄疸，肠澼，脊股内后廉痛，痿厥嗜卧，足下热而痛。

附歌

足少阴脉属肾经，小趾斜趋涌泉心，然骨之下内踝后，别入跟中踹内行，
出腘外廉上股内，贯脊属肾膀胱承，直者从肾贯肝膈，入肺循喉挟舌根，
支者出肺络心脏，注于胸中交厥阴，此经多气而少血，是动病饥不欲食，
面漆咳血渴渴喘，目䀮心悬坐起辄，善恐心惕如人捕，生病咽干肿口热，
腹澼股内后廉疼，嗜卧足下痛痿厥。

第九节　心包络手厥阴经

心包络又名心主，即心脏之心囊，内层为极薄之膜，包被于心脏，表面之周围，外附着护心油膜，其薄膜起于肾系，所发出之膜，结连为腹腔壁衣，又上循胸腔，结壁衣上合肺系连心系，然后包络心脏之周围，膜内含温，能借卫气，自脉外之膜层，流布周身，扶助心阳，内温肌肉，外卫体温，故称为相火；膜外常分泌液体，名心囊液，使心脏表面润泽，易于搏动，此包络之大略也。

心包络手厥阴之脉，起于胸中，出属心包络，下膈，历络三焦；其支者，循胸中出胁，下腋三寸，上抵腋，下循臑内，行太阴、少阴之间，入肘中，下臂行两筋之间，入掌中，循中指出其端；其支者，别掌中，循小指次指出其端，交手少阳经。此经气少多血，其为病也，是动则病手心热，臂肘挛急，腋肿，甚则胸胁支满，心中憺憺大动，面赤目黄，善笑不休。是主脉所生病者，烦心心痛，掌中热。

附歌

心手厥阴起于胸，属于包络三焦逢，支者循胸出胁下，腋下三寸臑内从，
太阴少阴中间走，入肘臂内两筋中，直抵掌中中指末，支循无名指端通，
此经少气而多血，是动则病掌中热，肘臂挛急腋下肿，甚则胸胁支满结，
心中憺憺或大动，善笑目黄面赤色，所生病者为烦心，心痛掌中时发热。

第十节　三焦手少阳经

三焦为上焦、中焦、下焦，根于命门处之肾系，发出胁下，附着腹壁之两大板油及包连大肠、小肠，上连胃，下连膀胱之油膜，又生出脐下，上连胃，下连膀胱之连网，膜油吸收肠内之水分，连网吸收胃中水分，其中均有细窍，为行水之道路，由肾系归入于肾下注膀胱，故《经》云肾合于三焦、膀胱。膀胱之后，大肠之前，其膜中有一大夹室为胞室，女子名血室，男子名精室，乃血气交会，

生化精血，孕育之所。由冲脉导谷精，任脉导心阳，下入于中，化血上心，化精循督上脑，化气依冲任脉外上行，出于胸膈，此为下焦，至要之处也。从脐上胸前鸠尾，环肋骨至脊椎，结成横膈膜，上护心肺，下遮浊气，此为胸腹二腔，上下间隔之界限，膈膜下系肝，连胃达脾，膜中为内外上下交通轨道之关隘，此为中焦；从膈膜上循胸腔，结为周围壁衣，上合肺系，连心系下结包络，附着护心油膜，是为上焦；其由膈膜上行，则直贯脑海，走空窍内行则与各器官，表层所包被之薄膜相连接，外行则达于肌肉，包裹瘦肉，两头生筋，瘦肉外为肥肉，二肉之间结为腠理，由此导卫引营汇达于皮毛，故腠理为营卫荟萃之区，乃三焦表里，出入所必经由之路径也。

三焦手少阳之脉，起于小指次指之端，上出两指之间，循手表腕，出臂外两骨之间，上贯肘，循臑外，上肩，而交出足少阳之后，入缺盆，布膻中，散络心包，下膈，循属三焦。其支者，从膻中上出缺盆，上项，系耳后，直上出耳上角，以屈下颊，至䪼；其支者，从耳后入耳中，出走耳前，过客主人前，交颊，至目锐眦，交足少阳经。此经多血多气，其为病也，是动则病耳聋，浑浑焞焞，嗌肿，喉痹。是主气所生病者，汗出，目锐眦痛，颊痛，耳后肩臑肘臂外皆痛，小指次指不用。

附歌

手少阳经三焦脉，起手小指次指端，循腕出臂之两骨，贯肘循臑外上肩，
交出足少阳之后，入缺盆布膻中间，散络心包以下膈，循属三焦表里缘，
支从膻中缺盆出，上项出耳抵角前，曲屈下颊而至䪼，支从耳后入耳间，
出走耳前下交颊，至目锐眦胆经连，此经少血而多气，耳聋嗌肿又喉痹，
气所生病汗液出，颊肿痛及锐眦是，耳后肩臑肘臂外，皆痛及于指之次。

第十一节　胆足少阳经

胆附生于肝脏右叶之下，为绿色之囊状物，称为胆囊，囊之尖端有管，为胆囊管，与肝管相合成一大管，为输胆管，开口于十二指肠。由肝细胞承受多血之强热，制造血液内废物，成为黄绿色透明味苦之胆液，自肝细胞中，细微之胆道，

渐次辐辏，左右相合而成之肝管，入于输胆管，挟肝中温气回注肠中，消化食物，经气随胃中津液，流布周身脉膜，与手少阳经气还会于板油储养料以备缺乏，藏温气以资化育。故古人谓板油，为少阳之都会也。

胆足少阳之脉，起于目锐眦，上抵头角，下耳后，循颈，行手少阳之前，至肩上，却交出手少阳之后，入缺盆。其支者，从耳后入耳中，出走耳前，至目锐眦后；其支者，别锐眦，下大迎，合手少阳，抵于𫘤，下加颊车，下颈，合缺盆，以下胸中，贯膈，络肝，属胆，循胁里，出气街，绕毛际，横入髀厌中；其直者，从缺盆下腋，循胸，过季胁，下合髀厌中，以下循髀阳，出膝外廉，下外辅骨之前，直下抵绝骨之端，下出外踝之前，循足跗上，入小趾次趾之间；其支者，别跗上，入大趾之间，循大趾歧骨内，出其端，还贯爪甲，出三毛，交足厥阴经。此经多气少血，其为病也，是动则病口苦，善太息，心胁痛，不能转侧，甚则面微有尘，体无膏泽，足外反热，是为阳厥。是主骨所生病者，头痛，颔痛，目锐眦痛，缺盆中肿痛，腋下肿，马刀挟瘿，汗出振寒，疟，胸胁肋髀，膝外至胫绝骨外踝前及诸节皆痛，小趾次趾不用。

附歌

足少阳兮属胆经，起目锐眦旁五分，上抵头角下耳后，循颈手少阳前行，
至肩交手少阳后，入缺盆中支另循，耳后入耳耳前出，至目锐眦下大迎，
合手少阳抵于𫘤，颊车下颈合缺盆，下膈络肝属于胆，循胁气街毛际萦，
横入髀厌下髀外，出膝外廉抵阳陵，下至绝骨踵前出，入跗小次趾间停，
支入大趾循歧骨，大端贯爪交厥阴，此经多气而少血，是动口苦善太息，
心疼胁痛转侧难，足热面尘体无泽，所生病者骨头疼，锐眦缺盆肿痛切，
胁肿马刀挟瘿生，汗出振寒疟疾发，胸胁肋髀膝胫踝，诸节皆痛四趾厥。

第十二节　肝足厥阴经

肝居腹腔内之右上部，密着于横膈膜之下，全体呈赤褐色，分左右二叶，左叶扁平而长，右叶短厚，胆囊附生右叶下，肝细胞之间际，有细微胆管，渐次辐辏，左右相会而成肝管，与胆囊尖端之胆囊管相合成大管，即输胆管，开口于十

二指肠。由肝细胞受血热作用，变血液中老废物等，成为黄绿色，透明味苦之胆汁，自胆道汇入肝管注胆囊，由输胆管注十二指肠，消化食物，肝脏为回血管所构成之巨脏，专司回血，由肝下门静脉，集合胃肠脾三静脉血，入于肝脏，输血上入于心，其内含之热力，大部随血上心，又历肺返心，出脉与膜中之温气，相辅而行，输运津液，营养周身；小部随胆汁下肠，熏蒸胃肠外油膜，为消化水谷之助，故肝脏主回血热，为生温化气之根也。

  肝足厥阴之脉，起于大趾丛毛之际，上循足跗上廉，去内踝一寸，上踝八寸，交出太阴之后，上腘内廉，循股阴，入毛中，过阴器，抵小腹，挟胃，属肝，络胆，上贯膈，布胁肋，循喉咙之后，上入颃颡，连目系，上出额与督脉会于巅；其支者，从目系下颊里，环唇内；其支者，复从肝别贯膈，上注肺，交手太阴经。此经血多气少，其为病也，是动则腰痛不可俯仰，丈夫㿗疝，妇人少腹肿，甚则嗌干，面尘，脱色。是肝所生病者，胸满，呕逆，飧泄，狐疝，遗溺，闭癃。

附歌

足厥阴经肝所终，起大趾端三毛丛，循足跗上上内踝，出太阴后腘筋缝，
循股入毛绕阴器，上抵小腹挟胃通，属肝络胆上贯膈，布于胁肋循喉咙，
上入颃颡连目系，出额会督顶巅逢，支者复从目系出，下循颊里环唇中，
支者从肝别贯膈，上注于肺经乃终，此经少气而多血，腰痛俯仰难为容，
妇少腹肿男㿗疝，咽干脱色面尘蒙，所生胸满呕飧泄，狐疝遗尿或闭癃。

第十三节　任脉

  任与妊通，《说文》：妊，身怀孕也。又：任，负也、担也。所谓任脉者，言其脉具有担负精血，孕育之功能，故《经》谓女子二七天癸至，任脉通月事以时下，男子二八而天癸至，精气溢泄。天癸为命门中之温气，下至胞中，由任脉自心引血热，同下胞中，同化而成，又与油膜中之脂液，相化合而为精，精足内敛返肾系，入脊生髓，上积为脑海。故《经》谓肾生精，心生血也。

  任脉起于中极之下，以上毛际循关元，上至咽喉，上颐循面入目，其为病也，男子内结七疝，女子带下瘕聚。

附歌

任脉起于中极底，入于毛际循腹里，上循关元至咽喉，环络唇口阴脉海，病则男内结七疝，女子带下及瘕聚。

第十四节　督脉

督字之义，《六书考》：督者，中也。谓人身督脉，当身之中，贯彻上下。又《奇经考》：督者，都也。谓督脉为阳脉之都纲。又率也、察也，谓督脉能主宰人身之知觉运动，具有督率、督察之功用。换言之即神经系也，故其脉之起于下极，贯脊里上风府，入脑上巅，适与生理学中之神经系统，由大脑而中脑、小脑、延髓下脊髓相同。其《素问·骨空论》所云，督脉起少腹下骨中央，络阴器合篡间[1]，绕臀与少阴巨阳中络合贯脊，与太阳同起目内眦，上巅入络脑别下项，循肩挟脊抵腰中循膂，其少腹直上贯脐中，上心入喉上颐，环唇系目等，尤与生理学由脊髓分出脊神经三十二对，分布于身体诸部之筋肉皮肤，及由脑髓分出脑神经十二对，分布于头与内脏诸器官之筋肉，以司知觉运动等说，更相吻合。故《内经》所谓督脉，即生理之所谓神经系，决无疑义，特当时科学未克昌明，故督脉之循行功用，不及神经系之循行功用详明耳。

督脉起于下极之腧，并于脊里上风府，入脑上巅，循额至鼻柱，为阳督之海，其为病也，脊强而厥，又《素问·骨空论》曰：督脉起于下腹，以下骨中央，女子入系孔。其孔，溺孔之端也。其络循阴器，合篡间别绕臀，至少阴巨阳中络合，少阴上股内后廉，贯脊属肾，与太阳起于目内眦，上额交巅，上入络脑，还出别下项，循肩膊内，挟脊抵腰中，下循膂络肾，其男子循茎下至篡与女子等，其少腹直上者，贯脐中央，上贯心入喉，上颐环唇，上系两目中央。此生病，从少腹上冲心而痛，不得前后为冲疝，其女子不孕，癃痔遗溺嗌干。督脉生病，治督脉治其骨上，上气有音者治其喉中，在缺盆中央其病上冲喉者，治其挟颐也。

附歌

督脉起于下极处，并于脊里上风府，入脑上巅下鼻柱，脊强而厥病所主，督起少腹骨中央，女子入系廷孔疆，循络阴器篡间合，绕臀合少阴巨阳，

---

[1] 篡间：指前后阴之间，即会阴部。

少阴上股内廉后，上贯于脊属肾乡，上合太阴内眦起，出额交巅络脑方，
下项循肩仍夹脊，抵腰循膂络肾行，男行茎篡与女等，少腹直贯脐中央，
贯心入喉上颐际，环唇系目脉乃详，病则少腹冲心痛，不得前后冲疝当，
不孕癃溺嗌干痔，督病治督骨上良，上气有音天突治，上冲喉治挟颐强。

第十五节　冲脉

冲者，通道也，又冲要也，冲脉谓气血上下流行，当冲要之冲道也。《灵枢·五音五味》篇曰：冲脉、任脉皆起于胞中，上循脊里，为经络之海，其浮而外者，循腹上行，会于咽喉，别而络唇口，血气盛则充肤热肉，血独盛则澹澹皮肤生毫毛。又《素问》曰：冲脉起于气街，并少阴之经，挟脐上行至胸中而散，为病逆气里急。

附歌

冲脉与任起胞中，上循脊里经络中，浮于外者循腹上，会于咽喉唇口络，
又曰冲从气街起，挟脐上行散于胸。

第十六节　带脉

带脉者，谓其脉回身一周，如束带然，《灵枢·经别》篇曰：足少阴上至腘中，别走太阳而合，上至脊十四椎，出属带脉。又《难经》曰：带脉者起于季胁，回身一周，其为病也，腹满腰溶溶如坐水中。

附歌

带脉足少阴之经，上腘别走太阳行，上至十四椎出带，走循带脉回于身。

第十七节　跷脉

跷脉分阳跷、阴跷，阳跷为膀胱太阳别脉，阴跷为足少阴别脉。所谓跷者，

言其捷而能别走也。《灵枢·脉度》篇曰：阴跷脉者少阴之别，起于然谷之后，内踝之上，直上循阴股入阴，上循胸里入缺盆，上出人迎之前，入頄，属目内眦，合于太阳，阳跷而止。又《难经·二十八难》曰：阳跷脉者，起于跟中，循外踝上行入风池；阴跷脉者，亦起跟中，循内踝上行，至咽喉交贯冲脉。

阳跷附歌

阳跷脉起足跟中，合于太阳外踝行，从胁循肩入颈頄，属目内眦太阳经。

阴跷附歌

阴跷亦由跟中起，少阴之别内踝行，上循阴股入胸腹，直上咽喉自睛明。

第十八节 维脉

维者维系也，维脉分阴维阳维，阳维脉言其能维系诸阳，使阳不致内侵于阴；阴维脉能维系诸阴，使阴不能外犯于阳，阴阳调畅，百脉冲和，则疾病不生。故《难经·二十八难》曰，阳维阴维者，维络于身，溢蓄不能环流，灌溢诸经者也。故阳维起于诸阳之会，阴维起于诸阴之交。

阳维附歌

阳维脉始足太阳，外踝之下金门当，循胻背肩项面脑，维络诸阳会督场。

阴维附歌

阴维脉起足少阴，内踝上循至筑宾，循胁上乳至喉结，维络诸阴会于任。

附十二经流注时间歌

肺寅大卯胃辰宫，脾巳心午小未通，膀申肾酉心包戌，焦亥胆子肝丑终。

第三章　穴法

古人于身肢体，经脉循行特异之处，取义命名，以为针灸治疗之用，始为穴之名称。穴者，孔穴也，谓其内有孔道，可以通达内脏，故又称为穴道。其曰特异者，即取穴之处，或在爪甲之角，或骨下陷中，或歧骨之间，或筋骨之间，或骨缝之中，或两筋之间，或赤白肉际，或关节之处，或横纹之头，或约纹之内，或罅陷中，或宛宛中，或突起处，或锐肉端，或数脉交会之点，或凭发际，或据动脉，或动作有空，或按之引痛等是也。此种特异之处，以为定穴之准则，所以谓之穴法，今就十二经，及奇经八脉分节述明之。

第一节　手足十二经穴

一、肺手太阴经穴（共十一穴）

|≡•3[1]　中府　乳上三肋间，动脉应手，平距华盖六寸。

|≡•5　云门　中府上一寸六分，动脉应手，平距璇玑六寸。

|四　天府　腋下三寸，肘上七寸，动脉中禁灸。

|≡•5　夹白　天府之下动脉应手，去肘五寸。

|≡•5　尺泽　肘中约纹上动脉中，屈肘横纹大筋上面筋骨罅中。

|≡•5　孔最　去腕上七寸，侧取之。

|≡•3　列缺　去腕侧一寸五分，以两手交叉食指尽处两筋骨罅中。

|≡　经渠　寸口动脉陷中，禁灸，灸伤神明。

|≡•5　太渊　掌后内侧横纹头动脉中。

|≡　鱼际　大指本节后内侧白肉际陷中，又云散脉中。

△|一•3　少商　手大指内侧，去爪甲角如韭叶。

---

[1] 穴旁列"|≡"符号表示此穴应针同身寸之三分也；"•5"符号者表明此应灸五壮也；穴旁列有此"△"者即刺之符号，表明此穴宜用三棱针取郁血也。

附歌

肺手太阴起中府，三肋平盖六寸谱，云门府上寸六分，天府腋下三寸处，
夹白肘上五寸求，尺泽肘中约纹主，孔最腕侧七寸间，列缺腕侧一寸五，
经渠寸口陷中藏，太渊腕侧横纹抚，鱼际节后白肉缝，少商大内爪下庑。

附经穴主治歌

中府肺系急寒热，胸满背痛喘咳逆，伤寒胸热风污生，腹胀肢肿瘿瘤生。
云门治伤寒肢热，咳喘上气心胸塞，胁痛彻背喉痹疼，臂不能举瘿气结。
天府主刺瘿气疟，风邪泣出善忘却，暴痹衄血目眩昏，飞尸鬼语喘息作。
侠白穴在臑中寻，心痛短气喘咳频，更兼干呕胸烦满，五壮三分疾便轻。
尺泽主治肩背疼，喘咳唾脓劳热蒸，伤寒热病汗不出，绞肠喉痹急慢惊。
孔最热病汗不出，肘臂痠疼难伸屈，吐血失音咽肿疼，手不及头指不握。
列缺主治嗽寒痰，头痛乳痛胸背寒，溺血遗精阴茎痛，痫惊尸厥半身瘫。
经渠治呕吐心痛，暴痹喘促咳逆频，伤寒热病汗不出，胸背拘急胸满膨。
太渊胸痹心痛烦，肺胀咳血嗽风痰，噫喘呕欠肩臂痛，目赤白翳及咽干。
鱼际洒病恶风寒，身热头痛眩心烦，咳嗽伤寒汗不出，舌黄虚热喉中干。
少商主治喉痹疼，颔肿烦心喘咳频，唾沫唇干疟腹胀，手挛指痛掌热生。

二、大肠手阳明经穴（共二十六）

△ |一·3　商阳　手大指次指内侧，去甲角如韭叶。
|三·3　二间　食指本节前内侧陷中，卷手取之。
|三·3　三间　食指本节后内侧陷中，卷手取之。
|三·3　合谷　手大指食指歧骨间陷中。
|三·3　阳溪　腕中上侧两筋间陷中。
|三·3　偏历　腕后三寸。
|三·3　温溜　腕后五寸。
|五·3　下廉　辅骨下去上廉一寸，去曲池四寸。
|五·3　上廉　三里下一寸，去曲池下三寸。
|三·3　三里　曲池下二寸，按之肉起锐肉之端。
|五·7　曲池　肘外辅骨屈肘横纹头陷中。

|≡·3 肘髎 大骨外廉陷中。
 ·10 五里 肘上三寸向里大动脉中央,禁针。
|≡·3 臂臑 肘上七寸胭肉端宛宛中,举臂取之。
|八·7~14 肩髃 髆骨头肩端上两骨罅间陷者,宛宛间举臂取之有空。
|五·3 巨骨 肩尖端上行两叉骨罅间陷中。
|≡·3 天鼎 颈缺盆上直扶突后下一寸,按之肉核起处是穴。
|四·3 扶突 在颈当曲颊下一寸,平距廉泉三寸,仰而取之。
|≡ 禾髎 鼻孔下挟人中旁五分,禁灸。
|≡ 迎香 禾髎上鼻孔旁五分,禁灸。

附歌

大肠阳明起商阳,食指内侧爪甲藏,二间节前内侧陷,三间节后侧陷详,
合谷虎口歧骨陷,阳溪腕中上侧方,偏历腕后三寸觅,温溜腕后五寸当,
下廉曲池下四寸,上廉池下三寸长,三里池下二寸地,曲池屈肘横纹厢,
肘髎大骨外廉陷,五里池上三寸行,臂臑池上七寸取,肩髃肩端举臂量,
巨骨肩尖上叉骨,天鼎缺上肉按昂,扶突曲颊下一寸,平距廉泉三寸旁,
禾髎人中旁半寸,髎上夹鼻是迎香。

附经穴主治歌

商阳主治耳鸣聋,热病不汗喘满胸,疟咳口干颐颌肿,齿痛恶寒目青盲。
二间主治喉痹缠,颌肿肩背痛振寒,伤寒水结鼻鼽衄,齿痛目黄及口干。
三间治龋疟喉痹,胸腹胀满肠鸣泻,唇焦口干眦急痛,吐舌捩颈善惊惧。
合谷头痛翳龋聋,疟衄喉痹及偏风,伤寒热病渴不汗,小儿乳蛾慢惊攻。
阳溪头痛耳鸣聋,热病烦心结满胸,狂言善笑妄见疟。喉痹痂疥瘈烂红。
偏历膊肘腕痠疼,龋聋鼻衄目不明,癫疾多言咽喉燥,耳鸣喉痹疟疾生。
温溜治腹痛肠鸣,伤寒哕逆噫不停,狂言妄见吐涎沫,头痛肢肿口舌疼。
下廉主飧泄劳瘵,偏风热风冷湿痹,痃癖腹胁痛难当,便血乳痈面颜滞。
上廉头痛因脑风,肠鸣胸满溺不通,偏风瘫痪骨髓冷,手足不仁喘息攻。
三里齿痛颈颌膨,霍乱遗失并失音,背疼臂痛肘挛急,中风口禁瘰疬生。
曲池诸风臂肘挛,痛痹筋缓屈伸难,伤寒余热皮肤燥,瘾疹痂疥痒难安。

肘髎之穴治风劳，肘急风痹痛难熬，肘臂不举拘挛急，麻木不仁治之消。
五里主风劳恐惊，吐血咳嗽肘臂疼，嗜卧肢惰身黄热，心胀瘰疬疟目昏。
臂臑主寒热臂疼，痛不能举瘰疬生，颈项拘急难回顾，多灸艾火自然平。
肩髃主治诸风疾，肩臂疼挛手无力，劳热泄精颜容枯，瘾疹伤寒肢热极。
巨骨之穴治痫惊，烦心吐血臂髆疼，更治胸中有瘀血；肩臂拘急难屈伸。
天鼎穴治暴失音，气哽喉痹嗌胀膨，更兼喉鸣食不下，三分七壮可安宁。
扶突穴主治暴瘖[1]，气哽咳嗽唾频频，上气引咽喘息作，喉中鸣如水难聋。
禾髎穴主针尸厥，口不可开鼻窒塞，兼治鼻疮瘜肉生，鼽出衄血不休歇。
迎香主针鼻无闻，面浮肿痒若虫行，口喎唇肿喘不利，鼽血鼻疮瘜肉生。

三、胃足阳明经穴（共四十五穴）

| 三　　头维　　额角入发际神庭旁四寸五分，禁灸。
| 三·3　下关　耳前动脉下廉，合口有空，开口则闭，平耳垂一寸。
| 四·3～49　颊车　耳下八分，曲颊端近前陷中，开口有空取之。
　·3　承泣　目下七分直瞳子，陷中。
| 三·7　四白　目下一寸直瞳子，令病者正视取之。
| 三·7　巨髎　夹鼻孔旁八分直瞳子，平人中。
| 三·7　地仓　夹口吻旁四分，有脉微动。
| 三·3　大迎　曲颔前一寸三分，骨陷中动脉。
　·3　人迎　颈大动脉应手，平结喉旁一寸五分，仰而取之，禁针。
| 三·3　水突　颈大筋前直入人迎下一寸。
| 三·3　气舍　夹天突旁五分，当缺骨处是穴。
| 三·3　缺盆　肩前横骨宛宛中陷中。
　·5　气户　璇玑旁各四寸陷中，仰而取之。
| 三·5　库房　气户下一寸六分，平华盖旁各四寸陷中。
| 三·5　屋翳　库房下一寸六分，平紫宫旁各四寸陷中，仰而取之。
| 四·5　膺窗　屋翳下一寸六分，平玉堂旁各四寸陷中。
　△　乳中　当乳头中是穴，禁针，灸宜微刺二三分。
| 三·5　乳根　乳中下一寸六分，平中庭旁各四寸陷中，仰而取之。

---

[1] 瘖：当作"喑"，后同。

| 五・5　不容　去中行各三寸，平巨阙。

| 三・5　承满　不容下一寸，去中行各三寸，平上脘。

| 三・5　梁门　承满下一寸，去腹中行各三寸，平中脘。

| 八・5　关门　梁门下一寸，去腹中行各三寸，平建里。

| 八・5　太乙　关门下一寸，去腹中行各三寸，平下脘。

| 八・5　滑肉门　太乙下一寸，去腹中行各三寸，平水分。

| 五・100　天枢　滑肉门下一寸，挟脐中两旁各二寸陷中，平府神阙。

| 三・5　外陵　天枢下一寸，去少腹中行各二寸，平阴交。

| 五・5　大巨　外陵下一寸，去少腹中行各二寸，平石门。

| 三・5　水道　大巨下三寸，去少腹中行各二寸，平曲骨。

| 五・5　归来　水道下二寸，去中行各二寸。

・7　气冲　归来下一寸，去中行各二寸，腿班中有肉核名鼠溪，鼠溪直上一寸，动脉应手宛宛中是穴，禁针。

| 六・3　髀关　膝中直上一尺二寸，伏兔后交纹中。

| 五　伏兔　膝中直上六寸正跪坐取之，以三指左右按之有肉起如兔状故名伏兔，禁灸。

| 三　阴市　伏兔下膝中直上三寸陷中，禁灸。

| 三・3　梁丘　阴市下一寸两筋间。

| 三・3　犊鼻　膝膑下胻骨上挟解大筋陷中，形如犊鼻，在外侧者是穴，即膝眼。

| 八・7～100　三里　犊鼻下三寸胻骨外廉，大筋内宛宛中两筋间内分，正座取之或举足取之。

| 八・3　上廉　三里下三寸，举足取之或正坐取之，两筋骨罅中（上巨虚）。

| 五・3　条口　上廉下二寸举足取之。

| 八・3　下廉　条口下一寸两筋骨罅中，举足取之（下巨虚）。

| 三・3　丰隆　外踝上八寸下胻外廉陷中。

| 五・3　解溪　足腕上陷中系鞋带处，两筋间陷中。

| 五・3　冲阳　解溪下一寸五分骨间动脉，针不宜出血。

| 三・3　陷谷　足大趾次趾外间本节后陷中，去内庭二寸。

| 三・3　内庭　足次趾外间歧骨间陷中。

△| 二　厉兑　足次趾端外侧，去爪甲角如韭叶。

附歌

胃足阳明起头维，额角四半至神庭，下关耳垂平寸取，颊车耳下八分停，
承泣目下七分是，四白目下一寸生，巨髎鼻孔八分并，地仓吻旁四分承，
大迎曲颔寸三觅，廉旁寸半是人迎，水突人迎直下寸，气舍天突旁五分，
缺盆肩前横骨陷，气户璇玑四寸平，库房华盖平四寸，屋翳库下寸六侦，
膺窗屋翳下寸六，乳中乳头之中心，乳根乳中下寸六，平去中庭四寸衡，
不容承满梁门穴，关门太乙滑肉门，六穴平中均三寸，巨阙旁起膈寸均，
天枢平脐旁二寸，枢下一寸为外陵，大巨外陵下一寸，水道巨下三寸行，
归来水道下二寸，气冲归下一寸循，髀关膝上十二寸，伏兔膝上六寸陈，
阴市膝上三寸许，梁丘膝上二寸寻，犊鼻膝外膝眼是，三里犊下三寸程，
上廉三里下三寸，再下二寸条口鸣，下廉条口下一寸，丰隆踝上八寸真，
解溪足腕系带陷，冲阳解下寸半存，陷骨内庭上二寸，内庭次外歧缝论，
厉兑次趾端外侧，爪甲角下隔韭评。

附经穴主治歌

头维主针头风疼，目痛如脱目䀮频，亦治目风泪常出，目觉眩眩视物昏。
下关穴主针偏风，口眼㖞斜聤耳聋，牙车脱臼牙龈肿，刺龈出血立见功。
颊车治中风失音，牙关不开并口噤，牙不可嚼颊颔肿，口眼㖞斜牙车疼。
承泣主治目赤痛，冷泪瞳痒远视昏，昏夜无见时睊动，口㖞面瘈耳聋鸣。
四白穴主治头疼，目痃赤痛泪不明，口眼㖞斜不能语，更治目痒肤翳生。
巨髎穴主治瘈疭，唇颊肿疼鼻颔肿，青盲白翳膜覆瞳，脚气膝肿及痛痛。
地仓穴治口眼㖞，脚肿失音言语讹，雀目睊动瞳子痒，左右缪治始能瘥。
大迎穴主治风痉，牙疼舌强唇吻胨，颊肿颈疼瘰疬生，目疼面肿及口噤。
人迎灸霍乱吐逆，胸满喘呼不得息，兼治咽喉痛肿疼，以及颈项生瘰疬。
水突穴主治咳逆，上气短气呼吸迫，更兼喘息不得卧，咽喉痛肿治勿缺。
气舍治上气咳逆，颈项强急难转侧，兼治喉痹哽噎难，咽肿不消瘿瘤发。
缺盆穴能治息奔，胸满喘急水肿膨，瘰疬喉痹胸热满，伤寒胸热亦能平。
气户穴能治咳逆，上气胸满痛不息，食不知味咳不休，胸胁支满气喘急。
库房穴治胸胁满，咳逆上气呼吸缓，口溏脓血并浊沫，五壮三分病顿减。
屋翳主咳逆上气，口唾脓沫并浊液，痰饮体重皮肤疼，瘾疹不仁均可治。

膺窗主治胸满塞，短气唇肿肠鸣泄，更治女子乳痈疼，卧不能安发寒热。
乳中穴居乳中心，禁用刀针古法明，如若吹乳结核肿，吮令汁通病自平。
乳根穴治胸闷塞，胸痛上气噎咳逆，乳痛乳痈不可按，霍乱转筋四肢厥。
不容穴治肩胁疼，吐血口干心痛频，腹满痃癖疝瘕病，呕吐喘逆腹虚鸣。
承满穴可治肠鸣，腹胀上气喘不停，更兼食饮不能下，肩息唾血均可平。
梁门治胁下积气，食饮不思体衰惫，更兼大肠滑泄生，完谷不治均堪治。
关门主积气肠鸣，腹中气走挟脐疼，泄利身肿不欲食，遗溺痰疟寒战生。
太乙穴能治癫痰，发时狂走不知还，更治心烦常吐舌，八分五壮即时安。
滑肉门穴治癫狂，呕逆不止最难当，更兼吐舌并舌强，八分五壮便安康。
天枢主灸绕脐疼，腹胀肠鸣气上侵，疟痫奔豚并霍乱，妇女症瘕带下崩。
外陵之穴治腹疼，心下如悬病不轻，更兼心悬引脐痛，五壮三分立安宁。
大巨穴主小腹胀，烦渴癫疝溺不畅，更治四肢不能收，惊悸不眠治无恙。
水道主治腰脊逆，膀胱有寒焦有热，兼治妇人小腹膨，痛引胞阴便秘结。
归来主小腹奔豚，卵上入腹痛引茎，并治男子七种疝，妇人血脏积冷侵。
气冲穴主灸奔豚，气攻心腹胀满疼，男疝阴痿茎睾痛，妇人经病子冲心。
髀关穴主治腰疼，痿痹足麻膝冷侵，更治小腹引喉痛，股内筋急难屈伸。
伏兔治膝冷不温，风劳痹逆狂邪侵，遍身瘾疹手挛缩，腹胀头痛脚气疼。
阴市主治腰脚寒，膝冷痿痹屈伸难，脚气足上兔下冷，卒疝小腹痛满烦。
梁丘主治乳肿疼，膝脚腰痛不安宁，冷痹不仁难跪拜，足寒之病治之温。
犊鼻主治膝中疼，膝膑肿溃最难平，若还未溃犹可治，坚硬先熨然后针。
三里主腹胀肠鸣，心胸腰腹膝胻疼，霍乱痃癖脏虚惫，泄利喘急乳痈生。
上巨虚欠治飧泄，肠痛雷鸣气冲膈，偏风脚气骨髓寒，劳瘵伤寒胃中热。
条口主治足下热，湿痹胻寒脚痛切，膝痛胻肿及转筋，足缓不收治母缺。
下巨虚治冷湿痹，足痿跟痛难履地，伤寒胃热并泄脓，喉痹乳痈发焦憋。
丰隆便闭及风痰，头痛肢肿腿膝痿，胸腹切痛狂宜泻，胻枯足缓补之安。
解溪穴主头风疼，面浮膝胻肿转筋，霍乱癫疾烦悲泣，目赤眉攒痛难禁。
冲阳主治身前疼，伤寒振寒欠狂奔，偏风口㖞眼胕肿，齿龈寒热腹坚膨。
陷谷穴主治肠鸣，面目浮肿水病生，热病无汗噫不息，振寒疟疾治之平。
内庭主治四肢厥，腹胀欠伸闻声惕，鼻衄齿龋疟痫生，伤寒无汗肢冷厥。
厉兑喉痹疟尸厥，口㖞鼽衄齲唇裂，水肿黄疸热病狂，循胸至胕皆痛彻。

四、脾足太阴经穴（共二十一穴）

△ | ≡·3　隐白　足大趾内侧去爪甲角如韭叶。

| ≡　大都　足大趾本节前内侧陷中骨缝赤白肉际，禁灸。

| ≡·3　太白　足大趾内侧核骨下陷中。

| 四·3　公孙　足大趾内侧本节后一寸骨下。

| ≡·3　商丘　足内踝微前陷中，前有中封，后有照海，其穴居中。

| ≡·3　三阴交　内踝上三寸骨下陷中，足太阴、少阴、厥阴三脉之会，故名三阴交。

| ≡　漏谷　内踝上六寸胻骨下陷中，禁灸。

| ≡·3　地机　膝下五寸膝内辅骨下陷中伸足取之。

| 五　阴陵泉　膝下内侧辅骨下陷中，伸足取之或屈膝取之，在膝横纹头下。

| 五·3　血海　膝膑上内廉白肉际二寸半。

·3　箕门　鱼腹上起筋间，动脉应手，血海上六寸。

| 七·5　冲门　府舍下一寸横骨两约纹中，动脉应手，去中行四寸半，平中极。

| 七·5　府舍　腹结下二寸，去中行各四寸半，平关元。

| 七·5　腹结　大横骨脐下一寸三分，去中行各四寸半，平阴交。

| ≡·3　大横　脐中上三分两旁各四寸半。

| 七·5　腹哀　大横上三寸半，去中行各四寸半，平中脘下二分。

| 四·5　食窦　天溪下一寸六分陷中，去中行各六寸，平中庭，举臂取之。

| 四·5　天溪　胸乡下一寸六分陷中，去中行各六寸，平膻中，仰而取之。

| 四·5　胸乡　周荣下一寸六分，去中行各六寸，平玉堂，仰而取之。

| 四　周荣　中府下一寸六分，去中行各六寸，平紫宫，仰而取之。

| 七·3　大包　渊腋下三寸，布胸胁中，出九肋间，脾之大络总统阴阳诸络，由脾灌溉五脏。

附歌

脾足太阴起隐白，大趾内侧爪角觅，大都节前赤白缝，太白核骨下陷谍，
公孙节后一寸求，商丘内踝微前凹，踝上三寸三阴交，踝上六寸漏谷塞，
膝下五寸寻地机，膝横纹下阴陵穴，血海膑内白肉间，箕门股内凭动脉，
冲门平中四寸半，横骨两端约纹得，府舍冲门上一寸，舍上二寸为腹结，
大横平脐上三分，横去中行四半隔，腹哀大横上三半，食窦中庭六寸侧，
天溪膻中旁六寸，胸乡溪上寸六接，周荣中府下寸六，大包渊下出九肋。

附经穴主治歌

隐白主治胸中热，腹胀呕吐喘鼽泄，足寒厥逆儿慢惊，妇人经过不止歇。
大都主治胃心疼，胸腹烦满呕吐频，热病不汗身骨痛，伤寒手足逆冷侵。
太白主治身热烦，腹胀呕吐泄痢缠，便难腰腹胃心痛，体重转筋股胻痠。
公孙主治心腹疼，霍乱疟痛太息频，汗出喜呕头面肿，实肠切痛虚胀膨。
商丘治腹胀肠鸣，痔漏痫魘狐疝生，体重惰卧舌本强，疸痁溏瘕儿慢惊。
三阴交治痞满癖，脾胃虚弱不思食，霍乱溏泄疝遗精，带崩难产绕淋沥。
漏谷主针腹胀急，肠鸣欠伸气上逆，更治膝痹不能行，痃癖冷气并食饫。
地机穴治腹胁疼，腰痛溏泄水肿膨，小便不利精不足，女子癥瘕治之宁。
阴陵泉治腹中寒，胁满喘逆不嗜餐，水肿腹坚腰痛切，霍乱遗精淋疝缠。
血海主气逆腹膨，下部生疮亦可平，兼治妇人漏恶血，月事不调及暴崩。
箕门穴主治五淋，小便不通并弱瀕，更兼鼠溪肿痛切，此穴灸之自然平。
冲门穴主治腹寒，气满积聚阴疝缠，妇人带下少乳汁，子上冲心亦可安。
府舍主治疝瘕疼，痛甚循胁上抢心，更兼腹满并积聚，厥气霍乱治均轻。
腹结主治咳逆频，绕脐疼痛上抢心，更兼腹寒时泄痢，五壮七分即时平。
大横主治大风疾，逆气多寒善悲泣，亦治四肢不能举，多汗洞痢治母失。
腹哀主治腹中疼，大便脓血不可禁，兼治胸腹胀满病，食不能下均能平。
食窦穴主膈中疼，胸胁支满不安宁，更治膈间雷鸣响，鸣时常似水流声。
天溪穴主胸满疼，咳逆上气引喉鸣，妇人乳肿乳痈病，针四灸五顿时轻。
胸乡穴治胸胁膨，胸背引痛不少平，不得转侧不安卧，四分五壮便安宁。
周荣能治胸胁膨，食不能下难屈伸，喜饮咳哕唾脓血，更兼喘逆不能平。
大包能治胸胁疼，喘气上逆不得平，实身尽痛法当泻，虚白节纵补之轻。

五、心手少阴经穴（共九穴）

|≡•7　极泉　臑内腋下二寸，乳后五寸，直上三寸筋间动脉，入胸。
　　•7　青灵　肘上三寸，伸肘举臂取之。
|≡／•3[1]　少海　肘上内廉节后大骨内陷中，屈肘向头取之。
|≡•3　灵道　掌后微侧一寸五分。
|≡•3　通里　掌后微侧一寸。

---

[1] 穴旁针灸符号中加斜线如"|≡／•3"者，表明此穴针后同时不再灸，灸后同时不再针也。

|≡ •3　阴郄　去腕五分微侧。
|≡ •7　神门　掌后锐骨端陷中，转手骨开取之。
|≡ •7　少府　手小指本节后内侧骨缝陷中。
△|一•3　少冲　手小指内侧去爪甲角如韭叶。

附歌

心手少阴起极泉，腋下二寸动脉牵，青灵肘上三寸觅，少海肘内大骨边，
灵道掌后寸半侧，通里掌后寸侧连，阴郄去腕五分是，神门转手骨缝钳，
少府小内节后陷　少冲小内爪角潜。

附经穴主治歌

极泉主臂肘厥寒，四肢不收心痛烦，呕渴目黄胁满疼，悲愁不乐治之安。
青灵主目黄头疼，振寒胁痛不安宁，更治肩臂不能举，着衣束带难屈伸。
少海穴治瘰疬龋，心疼手颤肢难举，项强肘挛胁腋疼，头痛目眩噫呕哕。
灵道能治肘拘挛，并治暴瘖言语难，心痛干呕常悲恐，相引瘛疭亦可安。
通里主目眩头疼；热病懊憹数欠伸，暴瘖苦哑并心悸，喉痹遗溺妇人崩。
阴郄主治衄吐血，洒淅恶寒气厥逆，心痛惊恐时盗汗，更兼霍乱胸中塞。
神门主心痛伏梁，怔悸痴呆痎健忘，面赤面黄呕吐血，胁痛身热疟痫狂。
少府穴主胸痛烦，手卷臂痿肘腋挛，少气悲恐阴挺出，痒痛偏坠小便难。
少冲主治热病烦，目黄上气渴嗌干，臑臂后廉心胸痛，痰气悲恐肘拘挛。

六、小肠手太阳经穴（共十九穴）

△|一•3　少泽　手小指端外侧，去爪甲角如韭叶。
|≡ •3　前谷　手小指外侧本节前陷中。
|≡ •3　后溪　手小指外侧本节后陷中，握拳取之，横纹之尖是穴。
|≡ •3　腕骨　手外侧腕前起骨下陷中。
|≡ •3　阳谷　手外侧腕中锐骨前陷中。
|≡ •3　养老　手踝骨前去腕后上一寸。
|≡ •3　支正　腕侧后五寸。
|≡ •3　小海　肘外大骨外去，肘端五分许陷中，屈肘向头取之。

| 五·3 | 肩贞 | 肩骨髆骨解间肩髃后陷中。
| 八·3 | 臑俞 | 肩尖下三寸大骨下陷中，举臂取之。
| 五·3 | 天宗 | 肩尖骨平横三寸，秉风大骨陷中。
| 五·3 | 秉风 | 天髎外肩上小髃后，去肺俞，平四寸，举臂有空取之。
| 六·3 | 曲垣 | 肩中央曲胛陷中，按之应手痛。
| 六·3 | 肩外俞 | 肩胛上廉平，去风门三寸陷中。
| 六·3 | 肩中俞 | 肩胛内廉平，去大杼二寸陷中。
| 三·3 | 天窗 | 颈大筋间前曲颊下扶突，从动脉应手。
| 六·3 | 天容 | 耳下曲颊后，牙腮骨后耳垂下八分。
| 三 | 颧髎 | 面顑骨下廉锐骨端陷中。
| 三·3 | 听宫 | 耳中珠子大如赤小豆微侧。

附歌

小肠太阳起少泽，小指外侧爪角觅，本节前外前谷逢，节后纹尖后溪塞，
掌侧骨下腕骨容，锐骨下陷阳谷穴，养老踝前腕寸求，支正腕后五寸接，
小海肘外大骨外，肩贞肩髃后解凹，臑俞肩尖下三寸，天宗秉风骨下谍，
秉风肩上小后髃，平距肺俞四寸隔，曲垣肩中曲胛陷，按之应手痛可别，
肩外俞肩胛上廉，平去风门三寸得，肩中俞肩胛内廉，平去大杼二寸决，
天窗颈上扶突后，天容耳下曲颊侧，颧髎面顑锐骨端，听宫耳珠如豆核。

附经穴主治歌

少泽主治心下寒，喉痹舌强并口干，疟衄瘿疬颈项急，肤翳覆瞳咳嗽烦。
前谷耳鸣颈项膨，喉痹颊肿引耳根，热病不寒产无乳，咳嗽吐衄癫疟侵。
后溪主治疟衄聋，目赤生翳癫痫攻，臂肘挛急头项强，痂疥盗汗破伤风。
腕骨主治颈颔膨，热病无汗胁下疼，头痛烦闷指痉疭，耳鸣目翳冷泪生。
阳谷穴主颠狂奔，热病无汗耳聋鸣，龋眩吐舌臂外痛，小儿舌强瘛疭惊。
养老穴在踝前寻，能治目眛视不明，更有肩臂痠疼痛，手难上下治之轻。
支正热病腰颈瘈，喜渴项强肘臂挛，指痛难握并肢弱，劳瘵癫狂悲恐烦。
小海主治羊痫风，耳聋目黄颊肿攻，颈颔肩臑肘臂后，小腹齿龈痛相从。
肩贞穴主风痹结，手足麻木举不得，伤寒寒热耳鸣聋，缺盆肩中热痛切。

臑俞穴主臂痠疼，举动无力屈伸难，肩背疼痛引肩胛，寒热气肿胻痛缠。
天宗能治颈颌膨，臂外后廉痛不宁，又治肩背痠痛急，五分三壮实时安。
秉风穴在肩背取，平距肺俞四寸许，针入五分灸三壮，能治肩痛不能举。
曲垣穴居肩中央，肩痹热痛不可当，气注肩胛拘急痛，烦闷难堪此穴良。
肩外俞治肩胛疼，周痹寒至肘不轻，针入六分灸三壮，应时神效便安宁。
肩中俞治目不明，咳嗽上气不能平，更兼唾血时发热，六分三壮病顿轻。
天窗穴主治暴音[1]，耳聋颊肿喉中疼，颈痛肩疼引项急，中风齿噤痔瘘侵。
天容能治耳鸣聋，喉痹咽梗颈项痛，胸痛烦满不得息，呕逆吐沫齿噤攻。
颧髎穴主治口㖞，面赤目黄目瞤多，更有颊肿并齿痛，针入二分自然平。
听宫穴主治失音，更兼癫疾心腹膨，聤耳耳聋如物塞，耳中嘈㘆若蝉鸣。

七、膀胱足太阳经穴（共六十七穴）

| 一　　睛明　　目内眦头外一分宛宛中禁炙。
△| 一　　攒竹　　两眉陷中，禁灸。
| 一　　眉冲　　直眉头上发际神庭曲差之间，禁灸。
| 一·3　曲差　　神庭旁一寸五分入发际。
| 三·3　五处　　挟上星旁一寸五分。
| 一　　承光　　五处后一寸五分平，去头中行各寸半，入发际后二寸五分，禁灸。
| 三·3　通天　　承光后一寸五分平，去头中行各寸半，入发际四寸。
| 三·3　络却　　通天后一寸五分。
| 五·7　玉枕　　络却后一寸五分，挟脑户旁各一寸五分，起内枕骨上。
| 五·7　天柱　　挟颈后发际大筋外廉陷中，平哑门。
| 五·7　大杼　　项后脊椎第一椎下两旁，去脊骨中行各二寸陷中。
| 五·5　风门　　二椎下两旁，相去脊中行各二寸，正坐取之。
| 三·3　肺俞　　三椎下两旁，相去脊中行各二寸，以手搭背，左搭右，右搭左中指尽处是穴，正坐取之。
| 三·3　厥阴俞　四椎下两旁，相去脊中行各二寸，正坐取之。
| 三·7　心俞　　五椎下两旁，相去脊中行各二寸，正坐取之。
　·3　督俞　　六椎下禁针，两旁相去脊中行各二寸，正坐取之。

---

[1] 音：当作"喑"。

| 三·3 　膈俞　　七椎下两旁相去脊中行各二寸，正坐取之。

| 三·3 　肝俞　　九椎下两旁相去脊中行各二寸，正坐取之。

| 五·3 　胆俞　　十椎下两旁相去脊中行各二寸，正坐取之。

| 三·3 　脾俞　　十一椎下两旁相去脊中行各二寸，正坐取之。

| 三·年[1] 　胃俞　　十二椎下两旁相去脊中行各二寸，正坐取之。

| 五·3 　三焦俞　十三椎下两旁相去脊中行各二寸，正坐取之。

| 三·年　 肾俞　　十四椎下两旁相去脊中行各二寸，正坐取之。

| 三·5 　气海俞　十五椎下两旁相去脊中行各二寸，正坐取之。

| 三·5 　大肠俞　十六椎下两旁相去脊中行各二寸，伏而取之。

| 三·5 　关元俞　十七椎下两旁相去脊中行各二寸，伏而取之。

| 三·3 　小肠俞　十八椎下两旁相去脊中行各二寸，伏而取之。

| 三·3 　膀胱俞　十九椎下两旁相去脊中行各二寸，伏而取之。

| 三·3 　中膂俞　二十椎下两旁相去脊中行各二寸，伏而取之。

| 五·3 　白环俞　二十一椎下两旁，相去脊中行各二寸，伏而取之，又云挺身伏地，两手相重支颏，纵息令皮肤俱缓乃取其穴。

| 三·7 　上髎　　第一骨空腰踝下一寸，挟脊陷中。

| 三·3 　次髎　　第二骨空腰踝下一寸，挟脊陷中。

| 三·3 　中髎　　第三骨空腰踝下一寸，挟脊陷中。

| 三·3 　下髎　　第四骨空腰踝下一寸，挟脊陷中。

| 八·5 　会阳　　阴尾尻骨两旁各五分许。

| 三·5 　附分　　第二椎下两旁，相去脊中行各三寸半，正坐取之。

| 三·7 　魄户　　第三椎下两旁，相去脊中行各三寸半，正坐取之。

· 100～500 　膏肓俞　第四椎下一分五椎上二分两旁，相去脊中行各三寸半，正坐屈脊伸两手以臂着膝前，令端直手大指与膝头齐，以物支肘勿令动摇取穴，如多灸病人已困不能正坐，当令侧卧挽上臂灸之，又灸后须于脐下气海、丹田、关元、中极任取一穴并足三里穴灸之，引火气下行以固其本。

| 三·5 　神堂　　第五椎下两旁，相去脊中行各三寸半陷中，正坐取之。

| 六·7～100 　譩譆　　六椎下两旁，相去脊中行各三寸半陷中，正坐取之。

| 五·3 　膈关　　七椎下两旁，相去脊中行各三寸半陷中，正坐取之。

---

[1] 年者即灸以病者之年龄为壮数也。

| 五·3 魂门　九椎下两旁，相去脊中行各三寸半陷中，正坐取之。
| 五·3 阳纲　十椎下两旁，相去脊中行各三寸半陷中，正坐取之。
| 五·3 意舍　十一椎下两旁，相去脊中行各三寸半陷中，正坐取之。
| 五·5 胃仓　十二椎下两旁，相去脊中行各三寸半陷中，正坐取之。
| 五·5 肓门　十三椎下两旁，相去脊中行各三寸半陷中，正坐取之。
| 九·3 志室　十四椎下两旁，相去脊中行各三寸半陷中，正坐取之。
| 五·25 胞肓　十九椎下两旁，相去脊中行各三寸半陷中，伏而取之。
| 五·3 秩边　二十椎下两旁，相去脊中行各三寸半陷中，伏而取之。
| 七　 承扶　尻臀下阴股约纹中。
| 七　 殷门　承扶下六寸。
| 五·3 浮郄　殷门向外斜上三寸。
| 七·3 委阳　承扶斜下六寸，太阳之前少阳之后，出于腘中外廉两筋间。
△| 八　 委中　膝腘中央动脉陷中，令病者面挺腹卧取之，刺四面紫络出血，禁灸。
| 六·5 合阳　腘约纹下三寸。
　·3 承筋　腨肠中央陷中，胫后跟上七寸。
| 七·5 承山　锐腨肠下分肉间陷中，用两手高托按壁上两足趾坚立，足掌离地看锐腨下分肉处陷中，宜卧针之。
| 三·3 飞扬　足外踝骨上七寸陷中。
| 五·3 跗阳　足外踝上三寸，大肠前少阳后筋骨之间。
| 三·3 昆仑　足外踝骨后五分跟骨上陷中，有微动脉应手，与太溪相对。
| 三·3 仆参　足跟骨下陷中，拱足取之。
| 三·3 申脉　足外踝下五分陷中，容爪甲白肉际前，后有筋，上有踝骨，下有软骨，其穴居中。
| 二·3 金门　足外踝下微前，丘墟后，申脉前。
| 二·7 京骨　足掌外侧大骨下，赤白肉际陷中，按而得之。
| 二·3 束骨　足小趾外侧，本节后赤白肉际陷中。
| 二·3 通谷　足小趾外侧，本节前陷中。
| 二·3 至阴　足小趾外侧，去爪甲角如韭叶。

附歌

膀胱太阳起睛明，内眦一分宛中真，攒竹眉头陷处取，眉冲入发贯曲神，
曲差神庭旁寸五，五处星旁寸五分，承光通天络玉枕，四穴后行寸半均，
天柱项后入发际，大筋外廉陷中寻，下项脊中平二寸，一下大杼二风门，
三椎肺俞厥阴四，心五督六膈七论，肝九胆十脾十一，胃俞十二椎边生，
十三三焦十四肾，十五椎旁气海深，大肠关元十六七，小肠十八椎旁临，
膀胱俞十九下侧，中膂俞穴二十侦，白环俞居二十一，四髎之穴骨空寻，
会阳阴尾尻骨侧，背部初行穴位清，别下脊中三半旁，附分二下起二行，
魄三膏四神堂五，譩譆膈关六七藏，魂门第九阳纲十，十一意舍二胃仓，
十三肓门四志室，十九椎旁是胞肓，二十椎旁秩边穴，背部二行经穴详，
承扶臀下股上约，殷门扶下六寸长，浮郄殷外斜三寸，委阳扶下斜六当，
委中腘中动脉陷，腘下三寸是合阳，承筋腨肠中央取。承山锐腨陷中央，
飞扬外踝上七寸，跗阳踝上三寸强，昆仑外踝后半寸，仆参跟骨下陷量，
申脉踝下五分许，金门踝下微前张，京骨足外侧骨下，束骨小外节后方，
通谷小外节前陷，至阴小外爪角良。

附经穴主治歌

睛明主针目诸疾，远昏风泪内眦赤，眦痒白翳攀侵睛，雀目赤痛冷泪出。
攒竹主刺视不明，泪出瞳痒睛赤疼，睑瞤眩嚏颊面肿，尺厥癫狂鬼魅侵。
眉冲穴在曲神间，此穴针之治五痫，并治头痛及鼻塞，三分针入疾便痊。
曲差主治目不明，鼽衄鼻塞鼻疮生，心烦胀满汗不出，身体烦热顶肿疼。
五处主脊强反折，瘈疭癫疾头风热，更兼目眩目不明，目向上戴治勿缺。
承光主风眩头疼，呕吐心烦鼻塞频，不闻香臭口㖞疾，鼻多清涕曰翳生。
通天主治鼻鼽塞，鼻疮鼻渊并尺厥，口㖞喘息头重旋，颈项拘急瘿瘤发。
络却主治头旋疼，狂走瘈疭及耳鸣，青盲内障目无见，恍惚不乐腹胀膨。
玉枕主治头风疼，目痛如脱远视昏，更兼目痛连系急，鼻室不闻治顿轻。
天柱主治足不任，身体肩背皆痛甚，瞑视鼻塞头眩痛，脑重顶肿项强病。
大杼治膝腰脊疼，伤寒无汗劳热蒸，咳嗽目眩并癫疟，项强头风寒栗生。
风门发背痈疽生，身热喘咳胸背疼，风劳呕吐噫衄瞑，伤寒项强胸热蒸。
肺俞治内伤吐红，咳嗽肺痿及肺痈，瘿气黄疸并劳瘵，小儿龟背亦堪攻。

厥阴俞穴治咳逆，牙痛心痛胸满塞，呕吐烦闷不可当，三分针下治无缺。
心俞灸中风心急，恍惚闷乳多悲泣，瘛疭风瘫衄梦遗，小儿数岁不语疾。
督俞穴主治寒热，更兼心痛腹痛切，腹中气逆鸣如雷，此穴灸之病顿释。
膈俞主治胸胁疼，心痛周痹痃癖蒸，膈中瘀血并盗汗，热病不汗体常温。
肝俞主治积聚疼，惊狂衄衄目翳昏，咳逆口干并唾血，寒疝引腹痛转筋。
胆俞主头痛振寒，无汗腋肿口苦干，劳热骨蒸食不下，目黄惊悸卧难安。
脾俞腹胀腰背疼，吐泻疟痢黄疸生，痃癖食㑊水肿病，喘急吐血儿慢惊。
胃俞治翻胃腹疼，霍乱胃寒腹胀鸣，脊痛筋挛胸胁满，食㑊黄疸儿瘦羸。
三焦俞主脏腑积，胀满羸瘦不能食，伤寒头痛腰脊强，吐逆泄痢肩背急。
肾俞穴主灸劳伤，腰痛耳聋目眈眈，淋浊遗精并吐血，妇人带下灸之良。
气海俞在背中寻，十五椎旁寸半真，能治腰痛及痔瘘，五壮三分顿安宁。
大肠俞主腰脊疼，便难食㑊泄痢侵，腹中气胀绕脐痛，小腹疠痛治之平。
关元俞穴治风劳，腰痛泻痢亦能调，更有虚胀小便闭，妇人瘕聚治可消。
小肠俞治肠寒热，膀胱三焦精液缺，消渴口干痔带淋，小腹疠痛痢脓血。
膀胱俞治小便黄，泄痢遗溺阴生疮，脊强胫寒脚无力，女子瘕聚可安康。
中膂俞穴灸腰疼，肾虚腰脊强难伸，腹胀肠冷赤白痢，项至穴痛灸可宁。
白环俞治肢不仁，膝脚不遂腰脊疼，疝痛便难腰髋痛，筋挛背缩虚热侵。
上髎主治便不利，呕逆鼻冷膝冷痹，更治疟及阴挺出，妇人白沥与绝嗣。
次髎心下胀腰疼，急引阴痛不可禁，腰足不仁背膝冷，疝坠足软带下侵。
中髎主治劳伤极，腹胀便难痢飧泄，妇人绝子赤白带，月事不调治毋缺。
下髎穴主肠鸣泄，寒湿内伤大便血，腰不得转痛引睾，女下苍汁溺痛切。
会阳主治腹寒热，冷气泄泻肠澼血，更治痔疾久不瘥，阳气虚乏阴汗湿。
附分主治肘不仁，肩臂拘急不安然，更治冷风客腠理，颈痛拘急回顾难。
魄户主治背膊疼，虚劳肺痿喘咳频，项强拘急难回顾，呕吐烦满可康宁。
膏肓俞灸无不疗，羸瘦虚损传尸劳，骨蒸梦遗发狂病，上气咳逆痰病消。
神堂腰背脊强急，洒淋寒热胸满塞，气逆上攻不可当，时发哕噎治勿失。
譩譆大风汗不出，劳损疟疾气闷结，咳齁喘逆膊内疼，儿食头痛五心热。
膈关主背痛恶寒，脊强拘急饮食难，呕哕唾涎胸中闷，大便不节小便黄。
魂门穴主灸尸厥，胸背连心痛相彻，饮食不下腹雷鸣，小便赤黄矢不节。
阳纲主腹痛肠鸣，饮食不下小便淋，腹胀身热矢不节，泄痢不食怠惰生。

意舍主腹满虚胀，大便不节溺赤黄，背痛恶风寒呕吐，消渴目黄身热强。
胃仓穴治背脊疼，不得俯仰寒栗侵，腹满虚胀水肿病，食饮不下可安宁。
肓门主治心下疼，大便坚硬最难禁，亦主妇人患乳疾，五分三壮自然平。
志室治阴肿阴疼，背痛腰疼难屈伸，两胁急痛腹强直，霍乱吐逆梦遗精。
胞肓穴主腰脊疼，食积腹坚急肠鸣，淋沥不得大小便，癃闭下肿顿安宁。
秩边穴在廿椎旁，痔疾尻肿治之良，更兼腰痛小便赤，五分三壮可安康。
承扶主治腰脊疼，相引如解不可禁，久痔失难尻臀肿，阴胞有寒小便淋。
殷门主治腰脊疼，不可俯仰难举重，更兼恶血下注增，外股肿胀堪取用。
浮郄主霍乱转筋，胫外筋急髀枢疼，小肠热今大肠结，小便热今大便坚。
委阳主腋下肿疼，筋急身热胸满膨，更治飞尸遁注疾，痿厥不仁小便淋。
委中主治腰痛缠，腰重挟脊沉沉然，伤寒肢热热病闭，风痹瘾疹出血安。
合阳腰痛引腹疼，股热胻痠足难行，男子寒疝阴偏痛，女子崩中带下侵。
承筋灸腰背拘急，腋肿痔疮大便结，胫痹腿痠脚跟疼，霍乱转筋鼻衄血。
承山主治大便秘，转筋痔肿时战栗，脚肿胫痠足跟痛，伤寒水结霍乱急。
飞扬主治痔肿疼，体重腨痠肿难行，久坐足趾生麻木，癫疟衄室眩衄侵。
附阳主霍乱转筋，腰脊髀枢股腨疼，痿厥风痹腰不举，头重颔痛寒热生。
昆仑腰尻腘踝疼，腨肿头痛咳嗽频，腰脊心背相引痛，衄衄目眩痛难禁。
仆参足痿足跟疼，霍乱转筋吐逆频，脚气膝肿并尸厥，癫痫狂言见鬼神。
申脉胻痠腰脚疼，冷痹脚膝难屈伸，劳极冷气并逆气，妇人血气痛难禁。
金门主霍乱转筋，尸厥癫痫暴疝生，胻痠身战难久立，小儿摇头并折身。
京骨主头痛难禁，筋挛足胻髀枢疼，心痛颈强腰背强，内眦赤烂白翳生。
束骨腰脊腘踝疼，头囟顶痛耳眩蒸，目黄眦烂肠癖痔，疟狂背发痛疽疔。
通谷穴主治头痛，目眩善惊衄衄动，项痛留饮胸满疼，目眍食积遗矢用。
至阴主头痛鼻塞，痛从小趾循胸胁，溺闭失精目翳疼，寒疟烦心足下热。

八、肾足少阴经穴（共二十七穴）

|三/·3　涌泉　足心陷中，屈足卷趾宛宛中白肉际，跪取之。
|三·3　然骨　内踝前一寸大骨下陷中。
|三·3　太溪　足内踝骨后五分，跟骨上动脉陷中，与昆仑相对。
|三·3　大钟　足跟后踵中大骨两筋间。

| 四·3 水泉　太溪下一寸陷中。
| 三·7 照海　足内踝下四分，前后有筋，上有踝骨，下有软骨，其穴居中。
| 三·3 复溜　足内踝上二寸筋骨陷中太溪直上二寸。
| 四·3 交信　足内踝骨上二寸，少阴前大阴后廉筋骨间。
| 三·5 筑宾　内踝上腨陷中。
| 四·3 阴谷　膝内辅骨大筋下小筋上，按之应手，屈膝取之。
　　·3 横骨　阴上横骨宛曲如仰月中央，去中行旁开各一寸半，对中极。
| 三·5 大赫　横骨穴上一寸，去腹中行旁开各一寸，对关元。
| 三·5 气穴　大赫上一寸，去腹中行旁开各一寸，平对石门。
| 三·5 四满　气穴上一寸，去腹中行旁开各一寸，平对阴交。
| 十·5 中注　四满上一寸，去腹中行旁开各一寸，平对脐中。
| 十·5 肓俞　中注上一寸，去腹中行旁开各一寸五，平对水分。
| 十·5 商曲　肓俞上一寸，去腹中行旁开各一寸五分，平对下脘。
| 十·5 石关　商曲上一寸，去腹中行旁开一寸五分，平对建里。
| 三·3 阴都　石关上一寸，去腹中行旁开一寸五分，平对中脘。
| 五·5 通谷　阴都上一寸，去腹中行旁开一寸五分，平对上脘。
| 五·5 幽门　通谷上一寸，去腹中行旁开一寸五分，平对巨阙陷中。
| 三·5 步廊　神封下一寸六分陷中，去胸中行旁开各二寸，平对中庭，仰而取之。
| 三·5 神封　灵墟下一寸六分陷中，去胸中行旁开各二寸，平对膻中。
| 三·5 灵墟　神封上一寸六分陷中，去胸中行旁开各二寸，平对玉堂。
| 三·5 神藏　灵墟上一寸六分陷中，去胸中行旁开各二寸，平对紫宫。
| 四·5 彧中　神藏上一寸六分陷中，去胸中行旁开各二寸，平对华盖。
| 三·5 俞府　彧中上一寸六分陷中，去胸中行旁开各二寸，平对璇玑。

附歌

足少阴肾起涌泉，足心宛宛白肉间，然骨内踝前骨下，太溪踝后五分边，
大钟跟后踵中取，水泉溪下一寸潜，照海踝下四分许，复溜溪上二寸源，
交信踝骨上二寸，筑宾踝上腨中眠，阴谷膝内辅骨后，大下小上两筋钳，
横骨大赫至气穴，四满中注直上牵，平中一寸直上寸，横平中极脐中骈，
肓俞商曲石关穴，阴都通谷幽门兼，平中寸半直各寸，肓平水分幽巨联，

步廊神封灵墟接，神藏或中俞府全，平中二寸直寸六，步对中庭俞对璇。

附经穴主治歌

涌泉穴治肾经病，是动所生均不论，尸厥风痫及奔豚，男胀如蛊女如娠。
然谷喉痹疝抢胸，咳血唾瘀留腹中，益汗遗精及淋浊，妇人阴挺儿脐风。
太溪主治疟咳逆，心痛如锥如瘀血，热病不汗默嗜卧，伤寒手足冷逆厥。
大钟呕吐胸满膨，腹胀便难腰脊疼，嗜卧舌干口中热，食噎善惊腹中鸣。
水泉穴在溪下寻，能治目䀮眼视昏，女子经来心下闷，阴挺溺闭腹中疼。
照海疟疝呕吐卧，咽干悲愁四肢惰，大风默默视如星，妇人阴挺月经错。
复溜穴主肠澼痔，五种水肿五淋闭，腹肠雷鸣盗汗频，兼治无脉或微细。
交信穴主泻痢淋，偏坠阴急阴汗生，女子阴挺经不利，小腹偏痛盗汗频。
筑宾穴主治癫疾，忘言怒骂舌吐急，呕吐涎沫足腨疼，儿胎疝痛不乳食。
阴谷穴主膝痛切，舌纵流涎心烦逆，腹胀溺难引阴痛，阴痿妇人时漏血。
横骨穴主灸五淋，阴下痛引小腹膨，目赤痛从内眦始，五脏虚竭病失精。
大赫主虚劳失精，阴器结缩茎中疼，目赤痛从内眦始，妇人赤带治可轻。
气穴穴主治奔豚，气引上下腰脊疼，泄利不止目赤痛，妇人月事可调停。
四满积聚疝肠澼，脐下切痛内眦赤，妇人经逆血病痛，奔豚上下无子息。
中注主小腹有热，大便坚燥不利泄，气引上下腰脊疼，内眦赤痛月事逆。
肓俞主治腹切疼，寒疝便燥腹胀膨，兼治心下有寒病，目赤痛从内眦生。
商曲主治腹痛频，腹中积聚时切疼，更治肠痛不嗜食，目赤痛从内眦生。
石关主哕噫呕逆，脊强腹痛心下结，便难多唾目赤疼，妇人恶血腹痛切。
阴都主治身寒热，疟疾心下烦满逆，肺胀抢胁下热疼，目赤痛从内眦得。
通谷主治欠口㖞，食呕暴瘖语言讹，积食留饮胸满胀，目赤痛治及时瘥。
幽门主治小腹膨，呕吐烦闷胸引疼，喘咳痢脓目赤痛，女子心痛吐逆频。
步廊主治鼻不通，胁肋肢满痛引胸，咳逆呕吐不嗜食，臂不能举喘息攻。
神封穴在膻中侧，主治胸满不得息，咳逆乳痈呕吐频，洒渐恶寒不嗜食。
灵墟主治胸胁膨，引胸作痛不得停，咳逆呕吐不嗜食，五壮三分顿安宁。
神藏主治呕吐疾，咳逆呕吐不得息，更兼胸满不嗜餐，五壮三分疾若失。
或中穴主治咳逆，呼吸喘促不能食，更兼胸胁肢满痛，涎出多唾治之释。
俞府穴主治咳逆，上气呕吐腹胀结，饮食不下胸中疼，久喘灸之效更捷。

九、心包络手厥阴经穴（共九穴）

| 三·3　天池　腋下三寸，乳后一寸，着胁直腋肋间。
| 六·3　天泉　曲腋下肘二寸，举臂取之。
| 三·3　曲泽　肘内廉陷中，大筋内侧横纹中动脉处。
| 三·3　郄门　掌后去腕五寸。
| 六·5　间使　掌后三寸两筋间陷中。
| 五·3　内关　掌后二寸两筋间陷中。
| 六·3　大陵　掌后骨下两筋间陷中。
| 三·3　劳宫　掌中央动脉，屈中指无名指两指之间取之。
△| 一·1　中冲　手中指端，去爪甲如韭叶陷处。

附歌

心包厥阴起天池，腋下三寸乳旁一，天泉曲腋下二寸，曲泽曲肘筋内施，
郄门掌后五寸辟，间使掌后三寸驰，内关去掌二寸取，大陵掌腕两筋区，
劳宫掌心握拳觅，中冲中指爪下宜。

附经穴主治歌

天池热病汗出难，胸中有声胸膈烦，头痛肢惰腋下肿，上气臂痛目䀮䀮。
天泉目䀮恶风寒，心病胸胁支满烦，咳逆膺痛胛间痛，臂内廉痛治之安。
曲泽主心痛善惊，烦渴口干身热蒸，逆气呕血心下澹，臂肘手腕摇动频。
郄门呕血及吐血，心痛呕哕常惊惕，更治神气不足病，五壮三分功效捷。
间使主伤寒结胸，心悬胸澹卒痛攻，中风不语霍乱疟，妇人血块经不通。
内关主手中风热，失志心痛目赤色，肘挛心暴痛宜泻，虚则头强补之切。
大陵热病不汗烦，掌热腋肿臂肘挛，心悬心痛善悲恐，目赤喉痹疥癣缠。
劳宫治痰火胸疼，便血衄血口中腥，并治中风善悲恐，小儿口疮兼烂龈。
中冲穴主治热病，汗不得出时烦闷，身热如火掌中热，心痛烦满舌强硬。

十、三焦手少阳经穴（共二十三穴）

△| 一·1　关冲　手小指次指外侧，去爪甲角如韭叶。
| 二·3　液门　手小指次指歧骨间陷中，握拳取之。

|二•3　中渚　　手小指次指本节后陷中，在液门上一寸。

|二•3　阳池　　手表腕上陷中，与阳溪相对。

|三•3　外关　　腕后臂外二寸两骨间，与内关相对。

|三•3　支沟　　腕后臂外三寸两骨间，与间使相对。

　　•7　会宗　　腕后三寸支沟外空中一寸，禁针。

　　•5　三阳络　臂上大交脉支沟上一寸，禁针。

|六•3　四渎　　肘前五寸外廉陷中。

|五•5　天井　　肘外大骨后肘上一寸，辅骨上两筋叉骨罅中，屈肘拱胸取之。

|五•3　清冷渊　天井上二寸，伸肘举臂取之。

|三•5　消泺　　肩臂外分肉处。

|五•5　臑会　　肩前廉，去肩头三寸宛宛中。

|七•3　肩髎　　肩端臑上陷中，斜举臂取之。

|三•3　天髎　　肩缺盆上毖骨际陷中须缺盆陷处，上有空起肉突起按之，陷中是穴。

|五　　天牖　　颈大筋外发际。

|七•7　翳风　　耳后尖角陷中，按之引耳中痛，令病者开口咬物取之。

△|一•3　瘛脉　耳本鸡足青络脉中。

　　•7　颅息　　耳后青络脉中，距角孙寸许，禁针。

|八•3　角孙　　耳廓中间，开口有空。

|三　　丝竹空　眉后陷中。

|七•3　和髎　　耳前锐发下横动脉处是穴。

|三•3　耳门　　耳前起肉当耳缺者是穴。

附歌

三焦少阳起关冲，四指外侧爪角萌，液门小次指歧陷，中渚液上一寸缝，
阳池腕前表侧取，外关腕后二寸封，支沟外关上一寸，沟外一寸是会宗，
沟上一寸三阳络，肘前五寸四渎通，天井肘外大骨后，两筋叉骨罅内容，
清冷渊井上二寸，消泺肩臂分肉逢，臑会肩头下三寸，肩髎肩端臑上隆，
天髎缺盆毖骨际，陷处有空起肉窿，天牖颈筋外发际，翳风耳后尖陷空，
瘛脉耳本鸡足脉，颅息耳后青络丰，角孙耳角挨发际，丝竹眉后骨陷中，
和髎耳前锐发下，耳门耳前缺陷中。

附经穴主治歌

关冲主治喉痹疼，舌卷口干头痛频，胸中气热臂肘痛，目生翳膜视不明。
液门穴主治头疼，目赤暴聋龈痛频，惊悸妄言咽外肿，寒厥手臂痛难伸。
中渚热病汗不出，头痛眩聋翳膜郁，久疟咽肿肘臂疼，手五指痛难屈伸。
阳池穴主治消渴，口干烦闷寒热作，肩臂疼痛不得举，折伤手腕物难捉。
外关主治耳聋鸣，五指尽痛握不能，肘不收补挛宜泻，又治手臂难屈伸。
支沟中恶卒心疼，霍乱吐呕并暴瘖，伤寒结胸及热病，妇人产后血晕昏。
会宗腕后三寸间，此穴灸能主五痫，更兼耳聋肌肤痛，七壮灸之病自痊。
三阳络穴主暴瘖，并治耳鸣不闻声，嗜卧四肢不欲动，艾灸五壮便康宁。
四渎之穴在肘前，五寸外廉陷中间，能治下齿龋痛病，暴气耳聋亦可痊。
天井穴治心胸疼，咳嗽唾脓寒热频，惊悸癫痫并风痹，耳聋喉痹瘰疬生。
清冷渊治肩背疼，并引臂臑难举动，束带着衣均不得，三分三壮此穴用。
消泺穴主风痹塞，颈项强肿痛寒热，更兼癫疾与头痛，五壮三分功效捷。
臑会臂痛痿无力，痛不能举又寒热，肩肿引入胛中疼，项瘿气瘤治此穴。
肩髎肩端臑上窿，斜举膊臂取陷中，臂痛肩重不能举，七分三壮立收功。
天髎主治肩背痠，缺盆中痛胸中烦，汗不得出颈项急，作寒作热立时安。
天牖穴主针暴聋，目痛不明耳不聪，夜梦颠倒面颜晦，头风面肿项强攻。
翳风主治耳聋鸣，口眼㖞斜颔颊膨，口噤口吃牙车急，更治小儿喑穴频。
瘈脉治头风耳鸣，目多眵泪睛不明，呕吐泄痢常惊恐，小儿惊痫瘛疭频。
颅息耳鸣痛喘息，身热头痛耳脓汁，瘈疭发痫引胸中，小儿呕吐涎沫急。
角孙穴主肤翳生，齿不能嚼齿龋疼，龈肿唇吻头项强，八分三壮效若神。
丝竹穴主针头疼，目眩目赤视不明，更兼眼睫毛拳倒，风痫上戴不识人。
和髎穴主头重疼，牙车急引颈颔膨，耳鸣鼻涕准上肿，招摇视瞻瘈疭生。
耳门耳鸣如蝉声，聤耳脓汁耳疮生，重听无闻并龋痛，唇吻强急治之宁。

十一、胆足少阳经穴（共四十四穴）

|≡•3　瞳子髎　目外去眦五分。
|≡•3　听会　耳微前耳珠下陷中动脉宛宛中，张口得之。
　　•7　客主人（上关）　耳前骨上，闭口有空取之。
|≡•3　颔厌　曲角下颞颥上廉。

| 三 · 3 悬颅　曲角下颞颥中廉。

| 三 · 3 悬厘　曲角上颞颥下廉。

| 三 · 7 曲鬓　耳上发际曲隅陷中，鼓颔有空。

| 三 · 7 率谷　耳上入发寸半陷者宛宛中，嚼而取之。

| 三 · 3 天冲　耳后发际二寸耳上前三分。

| 三 · 3 浮白　天冲下行耳后，入发际一寸。

| 三 · 3 窍阴（头窍阴）　浮白下耳后，完骨上，枕骨下，摇动有空。

| 三 · 7 完骨　窍阴下耳后，入发际四分。

| 三 · 7 本神　曲差旁一寸五分，入发际四分。

| 三 · 3 阳白　眉上一寸直瞳子。

| 三　临泣　目中直上入发际五分陷中，令患者正睛取之。

| 三 · 5 目窗　临泣后一寸五分。

| 三 · 3 正营　目窗后一寸五分。

　· 3 承灵　正营后一寸五分。

| 五 · 3 脑空　承灵后一寸五分，挟玉枕骨下陷中。

| 七 · 7 风池　脑空下耳后发际陷中大筋外廉，按之引耳中。

| 五 · 5 肩井　肩上陷中缺盆上大骨前一寸半，以三指按之，当中指陷中是穴，不宜针深。

| 三　渊腋　腋下三寸宛宛中，举臂取之，禁灸。

| 六 · 5 辄筋　腋下三寸腹前一寸，三肋端横对敝骨旁七寸五分，侧卧屈上足取之。

| 七 · 5 日月　期门下五分，乳旁寸半直下五分。

| 七 · 3 京门　季肋本挟脊，脐上五分，旁开各九寸半，屈上足，伸下足，举臂取之。

| 六 · 5 带脉　季肋下一寸八分陷中，脐上三分两旁各七寸半。

| 十 · 5 五枢　带脉下三寸，平关元七寸半。

| 八 · 5 维道　章门脐上二寸下五寸三分，平中行六寸，对关元下三分。

| 八 · 3 居髎　维道下一寸陷中，平去中行六寸，对中极下三分。

| 十 · 5 环跳　髀枢中，侧卧伸下足，屈上足取之。

| 五 · 5 风市　膝上外廉，直立垂手，中指尽处是穴。

| 五 · 5 中渎　膝外廉上五寸分肉间陷中。

| 五　阳关　阳陵泉上三寸犊鼻外陷中。

| 六·3 阳陵泉　　膝下一寸䯒外廉，起骨前，筋骨间陷中。
| 六·3 阳交　　足外踝上七寸，斜属三阳分肉之间。
| 三·3 外丘　　足外踝上七寸外斜。
| 六·5 光明　　足外踝上五寸。
| 五·7 阳辅　　足外踝上四寸绝骨上。
| 七·5 悬钟　　足外踝上三寸动脉中，寻摸骨尖是穴。
| 五·3 丘墟　　足外踝下微前陷中骨缝间，去临泣三寸。
| 三·3 临泣　　足小趾次趾本节后陷中，去侠溪寸半。
| 三　地五会　足小趾次趾本节后陷中，去侠溪一寸。
| 三·3 侠溪　　足小趾次趾歧骨间，本节前陷中。
△| 一·3 窍阴（足窍阴）　足小趾次趾端外侧，去爪甲如韭叶。

附歌

足少阳兮胆之经，瞳子髎外五分平，听会耳前珠下陷，耳前骨上客主人，
颔厌角下颔颅上，悬颅颔颅中廉生，悬厘角上颔颅下，曲鬓耳上曲颞真，
率谷耳上发寸半，天冲耳后发二寸，浮白耳后入发寸，窍阴枕下摇动寻，
完骨耳后发半寸，本神曲旁寸半寻，阳白眉中直上寸，临泣直目发五分，
目窗临泣后寸半，窗后寸半是正营，承灵正营后寸五，脑空临后寸半明，
风池耳后下发际，肩井肩上陷中侦，渊腋腋下三寸宛，辄筋渊前一寸横，
日月期门下半寸，季肋挟脊寻京门，带脉脐上旁七半，五枢带下三寸行，
维道章下五三寸，居髎维下一寸陈，环跳髀枢宛中取，风市垂手中指衡，
中渎膝外上五寸，阳关犊鼻外陷临，阳陵膝下䯒外取，阳交踝上七寸存，
外丘踝上七寸外，光明踝上五寸生，阳辅外踝上四寸，悬钟踝上三寸鸣，
丘墟踝下微前陷，临泣溪后寸半程，地五临泣前半寸，侠溪小次歧缝凭，
窍阴小次端外侧，爪甲角下隔韭论。

附经穴主治歌

瞳子髎治目青盲，目痒肤翳远视眬，赤痛泪出多眵䁾，头痛喉痹可安康。
听会主治耳鸣聋，牙车脱臼三寸空，车急嚼痛恶寒物，瘈疭恍惚及中风。
客主人穴灸口喑，唇强齿龋嚼物疼，瘈疭寒热引骨痛，青盲目眬耳聋鸣。

颔厌主治偏头疼，头风历节风汗生，惊痫手卷手腕痛，目眦眦急嚏耳鸣。
悬颅主治偏头疼，齿痛面肤赤肿膨，热病烦满汗不出，外眦赤瓤身热蒸。
悬厘穴治偏头疼，面皮赤肿兼烦心，外眦赤痛中焦热，热病不汗顿康宁。
曲鬓治脑两角疼，能引目眇癫风成，颔颊肿引牙车闭，急痛口噤难出声。
率谷主痰气膈疼，脑角强疼及头重，胃寒食闷呕吐频，醉逸因风皮肤肿。
天冲穴主治癫疾，风胫龈痛喜惊惕，更兼头痛不可当，七壮三分病顿失。
浮白齿痛耳聋鸣，胸痛喘满颈项瘿，瘾肿不语发寒热，喉痹咳逆足不仁。
窍阴主四肢转筋，烦热不汗痈疽疼，痹喉舌强本出血，头项颔痛耳聋鸣。
完骨头风耳逸疼，烦心溺赤喉痹生，头面颊肿牙车急，齿龋足疼癫发频。
本神惊痫吐涎沫，颈项强痛目眩作，相引胸痛转侧难，偏风癫痫呕涎浊。
阳白主治瞳痒疼，目常上视远视昏，雀目多眵兼赤痛，背膝寒栗不得宁。
临泣目泪白翳生，头风目眩外眦疼，鼻塞枕骨合颅痛，惊痫中风不识人。
目窗主治目赤疼，头眩目眇远视昏，头面浮肿痛寒热，不汗恶寒可康宁。
正营穴主目眩瞑，头项偏痛不可忍，唇吻急强齿龋疼，三分五壮效最敏。
承灵灸脑风头疼，恶风畏寒鼽衄生，鼻室喘息不得利，艾灸三壮自然平。
脑空穴主治劳疾，羸瘦身热颈项急，目瞑心悸头重疼，能引目眇巅风结。
风池主洒淅寒热，伤寒热疾汗不出，头痛眩泪鼽衄聋，中风不语瘿气结。
肩井穴主治劳伤，中风涎壅病非良，更兼妇人难产症，堕胎肢厥可安康。
渊液主针马刀疡，胸满无力臂不扬，疡如内溃不可治，如发寒热尚无防。
辄筋胸满不得卧，太息善悲言语错，四肢不收小腹热，呕吐吞酸并多唾。
日月主善悲太息，多唾欲走小腹热，言语不正肢不收，此穴治之功效捷。
京门主小腹急痛，肠鸣洞泄小便淋，肩背肩胛髀枢痛，腹疼腰痛难屈伸。
带脉主治腰腹纵，状如囊水溶溶重，妇人带下经不调，里急后重小腹痛。
五枢穴主治痃癖，大肠膀胱肾余积，寒疝睾缩小腹疼，妇人带下并里急。
维道章下五三觅，主治呕逆不止息，更兼治疗水肿病，三焦不调不嗜食。
居髎腰引小腹疼，肩引胸背挛急生，手臂至肩不能举，八分三壮立时平。
环跳冷风湿痹缠，风疹遍体半身瘫，更兼腰胯痛寒膝，转侧不得伸缩难。
风市穴主治中风，脚膝无力脚气攻，浑身搔痒并麻痹，厉风疮治自和融。
中渎穴居股外廉，寒气客于分肉间，攻痛上下筋痹瘘，五分三壮病俱蠲。
阳关挟膝外陷寻，此穴禁灸针五分，主治风痹不仁病，更兼膝痛难屈伸。

阳陵泉穴主筋痛，偏风瘫痪并脚气，膝股内外廉不仁，髀枢膝骨足冷痹。
阳交主治胸满膨，膝痛足缓寒厥生，惊狂喉痹并面肿，膝胻不收可安宁。
外丘穴主胸满烦，肤痛痿痹恶风寒，并灸猘伤发寒热，小儿龟背亦可安。
光明穴主胻胫痠，治同阳辅一般看，痿痹坐难起当补，实则发厥泻之安。
阳辅主治胆经疾，所生是动皆宜觅，更治腰溶如水浸，膝下浮肿筋挛急。
悬钟穴主心腹膨，胃热脚气中风侵，虚劳咳逆痢便秘，喉痹痔衄脑疽生。
丘墟穴主腋下膨，胸胁腰胯髀枢疼，久疟卒疝小腹硬，痿躄转筋瞖膜生。
临泣心痛同痹疼，缺盆腋下马刀瘿，疟眩枕骨合颅痛，经逆乳痈季胁膨。
地五会主胁痛切，并能治内损唾血，更兼足外无泽膏，妇人乳痈治勿缺。
侠溪胸胁满寒热，伤寒热病汗不出，耳聋目眩颊颔肿，胸中均痛外眦赤。
窍阴主胁痛咳逆，手足寒热汗不出，头昏心烦目痛聋，魇梦舌强痈疽发。

十二、肝足厥阴经穴（共十四穴）

△ ｜ ≡ · 3　大敦　足大趾端，去爪甲如韭叶三毛中。

｜ ≡ · 3　行间　足大趾、次趾歧骨间动脉应手陷中。

｜ ≡ · 3　太冲　足大趾外侧本节后二寸，足跗歧骨间陷中动脉应手。

｜ 四 · 3　中封　足内踝骨前一寸两筋宛宛中，足大趾着力向上取之。

｜ ≡ · 3　蠡沟　足内踝上五寸。

｜ ≡ · 3　中都　足内踝上七寸胻骨中，与少阴相直。

｜ 四 · 5　膝关　膝盖下二寸，犊鼻向内旁二寸陷中。

｜ 六 · 3　曲泉　膝内侧辅骨下，大筋上小筋下陷中，屈膝横纹头是穴。

｜ 六 · 3　阴包　膝上四寸股内廉两筋间，蹲足取之，看膝上内侧现槽中是穴。

｜ 六 · 3　五里　气冲下三寸，阴股中动脉应手。

｜ 八 · 3　阴廉　气冲下二寸，动脉应手。

· 3　急脉　阴上毛际两旁相去二寸半，按之陛指而坚，甚按则痛，行上下足厥阴大络睾丸之系。

｜ 六 · 7～100　章门　脐上二寸两旁各六寸直季肋端，侧卧伸下足屈上足举臂取之，又曰屈肘直垂肘端尽处是穴。

｜ 六 · 5　期门　乳旁一寸五分，又直下一寸五分，乳下二肋端，平中庭约七寸。

附歌

肝足厥阴起大敦，大爪隔韭三毛真，行间大次歧缝觅，太冲节后二寸寻，
中封内踝前寸陷，蠡沟踝上五寸行，中都内踝上七寸，膝关犊内二寸横，
曲泉膝内辅骨下，大小筋间膝横纹。阴包膝上四寸许，内廉筋间槽内存，
五里气冲下三寸，阴股之内动脉应，阴廉五里上一寸，急脉毛际二寸平，
章门脐上二寸位，平行六寸垂肘衡，期门乳旁一寸半，直下寸半穴位分。

附经穴主治歌

大敦主尸厥疝淋，阴头中痛并缩阴，小腹痛胀小便数，妇人阴挺阴痛崩。
行间穴主治肝经，内难经中病象明，并治男子茎中痛，妇人崩症儿急惊。
太冲穴治肝心疼，虚劳瘟疫马刀瘿，淋疝阴痛睾骞缩，小儿卒疝妇漏经。
中封主寒疝五淋，溺闭足冷体不仁，寒疝腰痛身微热，阴缩入腹相引疼。
蠡沟主治睾卒疼，小腹胀痛数噫惊，女子带下并经逆，阴挺长泻痒补之。
中都穴主治肠澼，癫疝小腹痛难立，并治妇人血崩症，产后恶露不止息。
膝关穴主风痹疼，膝内廉痛上引胂，更兼咽喉中痛急，五壮四分自然平。
曲泉主房劳失精，目眩眈眈体极疼，疝癫痫脓茎肿痒，女阴挺出阴痒生。
阴包穴治腰尻疼，引小腹痛最难禁，并兼溺难及遗溺，妇人月事不调停。
五里穴主治风劳，肠中满热最难调，闭不得溺时嗜卧，六分五壮自然消。
阴廉穴在阴股寻，主治妇人不产生，若还未经生产者，艾灸三壮育宁馨。
章门主积聚奔豚，腹胀如鼓胸胁疼，心痛呕吐腰脊强，烦热口干善恐惊。
期门主热入血室，奔豚上下胁气积，伤寒心痛喜呕瘀，胸中烦热面发赤。

第二节　奇经八脉穴

一、阴任脉（共二十四穴）

・3　会阴　两阴间任督冲三脉所起，任由会阴而行腹，督由会阴而行背，冲由会阴而行足少阴。

|十・7～14　曲骨　横骨上中极下一寸，下五寸毛际陷中，动脉应手。

|八・100～100　中极　脐下四寸关元下一寸。

|八・100～300　关元　曲骨上二寸脐下三寸横纹处，孕妇禁针。

｜八・14～100　石门　脐下二寸，妇人禁针灸，犯之绝子。

｜八・7～100　气海　脐下一寸半宛宛中，男子生气之海。

｜八・7～100　阴交　脐下一寸。

　　・3～100　神阙　当脐中心禁针。

｜八・7　水分　下脘下一寸，脐上一寸，小肠下口至是而泌别清浊，水液入膀胱，渣粕入大肠，故名水分，水病禁针，宜重灸，可灸四百壮。

｜八・14～200　下脘　建里下一寸，脐上二寸，胃之下口。

｜五・5　建里　中脘下一寸，脐上三寸。

｜八・14～200　中脘　脐上四寸，居敝骨至脐之中。

｜八・14～100　上脘　巨阙下一寸，脐上五寸，当胃之上口。

｜六・7～100　巨阙　鸠尾穴下一寸，脐上六寸。

｜三・3　鸠尾　蔽骨之下一寸，其骨两侧下垂如鸠尾之状故名。

｜三・5　中庭　膻中下一寸六分陷中。

　　・7～14　膻中　两乳头平中玉堂下一寸六分陷中，仰而取之，禁针。

｜三・5　玉堂　紫宫下一寸六分陷中，仰而取之。

｜三・5　紫宫　华盖下一寸六分陷中，仰而取之。

｜三・5　华盖　璇玑下一寸六分陷中，仰而取之。

｜三・5　璇玑　天突下一寸六分陷中，仰而取之。

｜五・5　天突　在颈前结喉下宛宛中，针宜垂直而下，不得低手。

｜三・3　廉泉　颈前结喉上中央，仰而取之。

｜三・7～44　承浆　唇棱下陷中，开口取之。

附歌

任两阴间起会阴，曲骨毛际陷中寻，中极脐下四寸取，关元脐下三寸生，
石门脐下二寸是，气海脐下寸五分，阴交脐下一寸地，神阙居脐之中心，
水分脐上一寸觅，下脘脐上二寸临，建里脐上三寸位，中脘脐上四寸凭，
上脘脐上五寸许，巨阙脐上六寸呈，鸠尾脐上七寸位，蔽骨下寸鸠尾形，
中庭膻中下寸六　膻中穴与乳中平，玉堂膻中上寸六，紫宫玉上寸六明，
华盖紫上寸六取，璇玑盖上寸六衡，天突璇玑上寸六，结喉之下宛中真，
廉泉结喉中央是，承浆唇棱下陷承。

附经穴主治歌

会阴主灸阴头疼，阴汗阴端寒冲心，窍热反疼谷道痒，女子经闭阴门膨。
曲骨穴主治失精，五脏虚冷腹胀膨，淋涩癫疝小腹痛，妇人赤白带下侵。
中极遗精疝奔豚，胎衣恶露不下行，经逆结块阴痛痒，乘经交接羸瘦癥。
关元失精疝浊淋，奔豚冷气脐下疼，妇人经闭带漏下，胞门闭塞不孕崩。
石门治奔豚抢心，缩阴卒疝气血淋，伤寒溺闭泄不禁，呕血水肿皮水成。
气海主治诸气疾，虚惫羸瘦肢无力，脱阳缩阴痃癖生，妇人崩带及经逆。
阴交腹切痛引阴，溺闭两丸骞疝疼，妇人绝子并阴痒，崩带经露不得停。
神阙中风不识人，虚冷泄利水肿膨，小儿奶痫脱肛症，风痫角弓反张频。
水分水满腹坚膨，肠胃虚胀绕脐疼，腰急脊强肠鸣急，小儿囟陷灸之平。
下脘治脐脚气动，胃胀翻胃及腹痛，日渐羸瘦不嗜食，痞块连脐堪取用。
建里上气肠中疼，腹胀自肿心痛频，更有呕吐不嗜食，五分五壮自然平。
中脘主心痛伏梁，如覆杯胀面萎黄，天行伤寒热不已，腹胀翻胃脾胃伤。
上脘伏梁与奔豚，风痫热病卒心疼，虚劳吐血呕涎沫，黄疸积聚霍乱侵。
巨阙穴主治心疼，伤寒烦心呕逆频，痰饮蛔虫并猫鬼，妇人娠妊子冲心。
鸠尾主癫痫狂奔，妄言惊恐恶人声，房劳少气咳唾血，息贲热病偏头疼。
中庭主治胸胁膨，噎塞饮食不下咽，更治呕吐食出病，小儿吐奶灸便宁。
膻中灸胸一切气，咳嗽肺痈唾脓秽，心胸痛满不下食，妇人乳汁少堪治。
玉堂穴主治胸疼，心烦上气咳逆频，胸满喘急不得息，呕吐寒痰可安宁。
紫宫治呕逆烦心，胸胁支满胸背疼，更兼咳逆吐脓血，唾如白胶尽康宁。
华盖主喘息上气，咳逆哮嗽并喉痹，咽肿水浆不得饮，胸胁支满均可治。
璇玑主治胃中积，胸胁支满痛咳逆，上气喉鸣喘难言，喉痹咽痛治母失。
天突主上气咳逆，哮喘咽肿身寒热，咽冷声破喉中疮，唾脓气梗瘿瘤结。
廉泉主咳嗽上气，喘息呕沫吐涎液，舌下肿急难语言，舌根缩急舌纵弛。
承浆主治半身瘫，口眼㖞斜面肿㿏，消渴口疮齿龋蚀，暴瘖不语治之安。

二、阳督脉穴（共二十八穴）

| ≡ / ・3～100　长强　脊骶骨端，伏卧取之。

　　・7～44　腰俞　二十一椎下宛宛中，伏卧舒身，两手相重支额，纵四体乃取其穴。

| 五・3　阳关　十六椎下，伏而取之。

|五·5 命门　十四椎下，伏而取之。

|三·3 悬枢　十三椎下，伏而取之。

|五　脊中　十一椎下，伏而取之。

　　　中枢　十椎下，伏而取之。

|五·3 筋缩　九椎下，俛而取之。

|五·3 至阳　七椎下，俛而取之。

·13 灵台　六椎下，俛而取之，治气喘吼效。

·7～100 神道　五椎下，俛而取之。

|五·7～100 身柱　三椎下，俛而取之。

|五·5 陶道　一椎下，俛而取之。

|五·年 大椎　一椎上陷者宛宛中。

|三 哑门　项后入发际五分，项中间宛宛中，仰而取之，入系舌本，禁灸，灸之令人哑。

|四 风府　项后入发际一寸哑门上五分大筋间宛宛中，疾言其肉立起，禁灸，灸之失声。

|三 脑户　枕骨上强间后一寸五分，禁灸，灸之令人哑。

|三·5 强间　后顶后一寸五分。

|三·5 后顶　百会后一寸五分。

|三·7～44 百会　前顶后一寸五分，顶之中央旋毛中，可容豆许，直对两耳尖，距前发际五寸，后发际七寸。

|三·3～44 前顶　囟会后一寸五分，骨间陷中。

|三·14～44 囟会　上星后一寸陷中，小儿未满八岁禁针。

△|三·7 上星　神庭后五分入发际一寸陷中，容豆许。

·4～44 神庭　直鼻上入发五分，禁针。

|三 素髎　鼻柱上端准头，去鼻尖五分，禁灸。

|三·3 水沟　鼻柱下沟中央，近鼻孔陷中。

|三·3 兑端　上唇上端中央。

|三·3 龈交　上唇内齿上龈缝中。

附歌

阳督尾闾起长强，廿一椎下腰俞当，十六阳关十四命，十三椎下悬枢藏，

十一脊中中枢十，九下筋缩七至阳，六灵五神三身柱，一椎之下陶道长，
一椎之上大椎穴，入发五分哑门张，风府入发一寸取，直上寸五脑户腔，
强间脑户上寸半，后顶强上寸半量，百会后顶前寸半，平对耳尖项中央，
前顶百会前寸半，囟会前顶寸五昂，上星囟会前寸陷，神庭发际五分详，
素髎鼻准五分许，人中鼻下沟中行，兑端上唇上端是，龈交上龈缝中良。

附经穴主治歌

长强主肠风下血，头重高摇并脊强，痔瘘便难兼洞泄，五淋遗精治勿缺。
腰俞腰脊腰胯疼，温疟不汗足不仁，伤寒四肢热不已，妇人溺赤并闭经。
阳关十六椎下寻，主治膝外难屈伸，更兼风痹不仁痛，筋挛拘急不能行。
命门主治头痛切，身热如火汗不出，痃疟五脏热骨蒸，儿痫摇头身反折。
悬枢脊强难屈伸，积气上下水谷停，腹中留积并下痢，三分三壮便安宁。
脊中穴主针风痫，温病积聚下痢连，黄疸腹满痔便血，小儿脱肛病俱痊。
筋缩主治癫狂奔，脊强目视上戴频，痫疾多言并心痛，五分三壮立时轻。
至阳穴主腰脊疼，胃寒不食胸胁膨，黄疸寒热四肢肿，背气上下腹中鸣。
灵台穴椎下缝寻，此穴宜灸不可针，主治气喘不得卧，火到病愈效若神。
神道灸伤寒寒热，痃疟惊悸并悲泣，牙车蹉开口不合，小儿惊痫瘛疭切。
身柱主治腰脊疼，癫疾狂走瘛疭频，乱欲杀人心烦恐，妄言见鬼儿痫惊。
陶道穴主治痃疟，脊强烦满汗不出，头痛目瞑瘛疭频，恍惚悲愁不快乐。
大椎穴治身热蒸，盗汗淋漓肺胁膨，五劳七伤温痃疟，背膊拘急颈项疼。
哑门舌缓急不语，诸阳热盛衄不止，头重项强瘛疭频。寒热风哑均可愈。
风府穴主针风瘫，舌缓身重汗振寒，伤寒狂走欲自杀，头中百病亦可安。
脑户枕骨上中寻，此穴禁灸针莫深，主治目黄面赤肿，头重肿痛瘿瘤生。
强间穴主头痛眩，脑旋烦心呕吐涎，项强左右头回顾，狂走不卧疾俱痊。
后顶主治癫痫缠，头项强急恶风寒，目眩眊眊额颅痛，历节汗出治之安。
百会主治卒中风，尸厥癫痫惊悸攻，痃疟脱肛头痛眩，百病灸之立见功。
前顶治脑虚冷疼，面头皮肿百屑生，惊悸颜青鼻寒衄，目视戴上不识人。
上星穴主头风疼，面赤鼻塞衄瘾生，痃疟伤寒汗不出，头眩睛痛眼视昏。
神庭穴主头风疼，呕吐泪涕喘渴惊，狂走吐舌身反折，风痫上视不识人。
素髎主针鼻㖞僻，鼽衄生疮鼻窒塞，鼻中瘜肉久不消，三分针下病顿失。

人中穴主治头昏，面肿唇动如虫行，消渴水肿瘟疫疸，癫痫妄言哭笑频。
兑端主癫疾吐沫，溺黄口干并消渴，痰涎口噤时鼓颔，龈痛鼻塞衄血作。
龈交主面赤心烦，黄疸寒暑瘟疫缠，鼻蚀瘜室颔中痛，泪眵白翳并牙疳。

三、冲脉穴
横骨、大赫、气穴、四满、中注、肓俞、商曲、石关、阴都、通谷、幽门。

附歌
冲脉挟脐起横骨，大赫气穴四满续，中注肓俞商石关，阴都通谷幽门卒。

四、带脉穴
带脉、五枢、维道。

附歌
带脉穴起足少阳，带脉五枢维道当，上自十四椎出带，回身一周束带详。

五、阳跷穴
申脉、仆参、跗阳、居髎、肩髃、巨骨、臑俞、地仓、巨髎、承泣、睛明。

附歌
申脉仆参与跗阳，居髎肩髃巨骨当，臑俞地仓巨髎穴，承泣睛明阳跷乡。

六、阴跷穴
然谷、照海、交信。

附歌
阴跷穴起然谷穴，循行照海交信接，二穴原系足少阴，至足太阳睛明捷。

七、阳维穴
金门、阳交、臑俞、肩井、天髎、阳白、本神、临泣、目窗、正营、承灵、脑空、风池、风府、哑门。

附歌

金门阳交臑俞列，肩井天髎及阳白，本神临泣与目窗，正营承灵脑空接，风池风府下哑门，会于诸阳阳维穴。

八、阴维穴

筑宾、府舍、大横、腹哀、期门、天突、廉泉。

附歌

阴维之穴起筑宾，府舍大横腹哀行，期门天突廉泉毕，维络诸阴穴位分。

第三节　经外奇穴（共三十六穴）

△　内迎香　鼻孔中向内侧，见红子方可刺，治鼻血、眼红。

△　鼻准　鼻柱尖上。

△　耳尖　耳廓端，卷耳取之。

|一・5　印堂　两眉平对中间是穴。

|一　鱼腰　在眉毛中间直下对瞳人[1]正中。

△|二　睛中　眼珠正中取穴之法，先令病人正卧，用布搭目，以冷水淋目约一刻许，待睛静定，始用三棱针于外眦角处离黑珠一分许刺入目球约一分许，随用细金针挨刺孔插入分许斜向瞳人，轻轻下针即能见物，约饭顷始出针，仍用青布搭目再以温水淋注目中，时时淋之，经三日止。

△　太阴　△　太阳　在目外眦平去寸许紫络处是穴，用帛带或手巾紧束病者颈项，紫脉即现乃刺之，右为太阴，左为太阳。

△・3　聚泉　舌上当中，吐出舌直缝中取之。

△　海泉　舌底中央是穴，伸舌朝上取之。

△　金津　△　玉液　舌下两旁紫脉上是穴，左为金津，右为玉液，卷舌向上取之。

・7　肩柱骨　在肩端起骨尖上。

・7～44　肘尖　在手肘骨尖上屈肘取之。

---

[1] 人：当作"仁"。

| 五·14　二白　穴在掌后中直上四寸，一手有二穴，相并间使上一寸。

| 一·7　高骨　在掌后寸部前五分高骨之上。

　　·14　中泉　手背腕中陷中，在阳溪、阳池之间，直对大陵。

　　·7　龙玄　手侧腕上紫络上，禁针。

　　·7　大骨空　手大指中节屈指骨尖陷中。

　　·7　小骨空　手小指上第二节骨尖，扩平取之。

　　·7　中魁　手中指二节骨尖，屈指取之。

| 一·3　八邪　手五指歧骨间握拳取之，一手有四穴，其一名大都，在手大指次指虎口肉际；二名上都，在手中指食指本节歧骨间；三名中都，在中指无名指本节歧骨间；四名下都，在四指与小指本节歧骨间，两手共八穴故名八邪。

　　·3　五虎　在手食指、无名指节第二节骨间，握拳取之，一手二穴，合大小骨空及中魁一手五穴，故名五虎。

　　△　四缝　在手食指、中指、无名指、小指之内中节纹中是穴，一手有四故曰四缝。

　　△　十宣　在手之五指各指尖，去爪甲约一分，一手有五穴，两手有十穴，故曰十宣。

| 二十·7　背缝　在背肩端骨下直液庭中。

　　·7　腰眼　在肾俞下现陷空是穴，正坐取之。

　　·7　精宫　在命门旁开各四寸，志室旁五分。

| 十·14　子宫　中极旁三寸，此穴女子始取用。

　　·7　囊底　在阴囊下十字纹处。

　　·7　髋骨　在梁丘两各旁开一寸五分，一足有二穴。

| 二十　内外龙眼　在膝盖下两侧骨下陷中，即两膝眼。

　　·7　内踝尖　在足内踝骨尖上。

　　△　外踝尖　在足外踝骨尖上。

　　·7　八风　在足五趾之歧骨间，一足四穴，故曰八风。

　　·5　独阴　在足二指第二节横纹中。

| 五·3　四关　两合谷、两太冲四穴齐取，故名四关。

　　·7　鬼眼　两少商、两隐白取穴之法，用帛缚定两手大指，即两足大趾，上下齐灸。

附歌

鼻中红子内迎香，鼻准鼻柱尖上当，耳尖卷耳角尖上，两眉平中觅印堂，

睛中瞳子正中是，鱼腰眉毛中间藏，眦外平寸紫脉处，右为太阴左太阳，
聚泉舌中直缝陷，海泉舌底之中央，金津玉液分左右，舌底两旁紫络长，
肩柱骨居肩尖上，肘尖屈肘骨尖昂，二白郄前两穴并，高骨寸部前骨当，
中泉手表腕侧陷，龙玄腕侧紫络彰，大小骨空大小指，屈指中节骨顶当，
中魁中指中节顶，八邪五指歧骨当，五虎食四中节顶，骨空中魁合取良，
四缝四指中节内，十宣十指顶上详，背缝肩背直腋缝，腰眼肾俞下现腔，
精宫命门旁四寸，子宫中极三寸旁，囊底阴囊下十字，髋骨梁丘寸五厢，
内外龙眼两膝限，内外踝尖踝顶扬，八风足趾歧骨缝，独阴足二趾下方，
四关太冲并合谷，鬼眼隐白合少商，此是经外之奇穴，有病施治更安康。

附经穴主治歌

内迎香刺目热疼，鼻准酒糟风可寻，耳尖目翳膜宜刺，印堂专治小儿惊。
太阳目红肿至头，鱼腰垂帘翳膜求，睛中内障久年瞎，聚泉哮喘咳嗽灸。
海泉消渴只宜刺，金玉刺车舌喉痹，肩柱瘰疬手举难，肘尖瘰疬肠痈治。
二白治痔瘘脱肛，高骨手病可安康，中泉心痛腹气痛，龙玄手痛灸之良。
大空灸翳膜久疼，小空手节目痛平，中魁灸翻胃吐食，五虎五指拘挛寻。
八邪指歧骨间真，大都治头风牙疼，更有上中下都穴，手臂红肿治便轻。
四缝刺儿猢狲劳，十宣乳蛾刺便疗，背缝肩背连脾痛，腰眼重灸劳虫消。
精宫灸白浊遗精，子宫妇人无子寻，囊底肠疝肾囊痒，髋骨腿痛治之轻。
内外龙眼膝中疼，踝尖灸牙痛转筋，八风治脚背红肿，独阴经闭死胎停。
四关合谷与太冲，按经寻治主中风，鬼眼少商和隐白，治痫驱邪显奇功。

第四节 井、荥、俞、经、合穴

古人于手至肘，足至膝，各依其三阴三阳经所循行之处，每经各取井、荥、俞、经、合五穴，十二经共取六十穴，其曰井、荥、俞、经、合者，取象于水之流行，穴之所起为井，并象水之源，所溜为荥，荥象水之波，所注为俞，俞象水之窬，所行为经，经象水之流，所入为合之归，此真命名之义也。

十二经井、荥、俞、经、合穴

肺手太阴经　　井少商，荥鱼际，俞太渊，经经渠，合尺泽。

大肠手阳明经　　井商阳，荥二间，俞三间，经阳溪，合曲池。

心包络手厥阴经　　井中冲，荥劳宫，俞大陵，经间使，合曲泽。

三焦手少阳经　　井关冲，荥液门，俞中渚，经支沟，合天井。

心手少阴经　　井少冲，荥少府，俞神门，经灵道，合少海。

小肠手太阳经　　井少泽，荥前谷，俞后溪，经阳谷，合小海。

脾足太阴经　　井隐白，荥大都，俞太白，经商丘，合阴陵泉。

胃足阳明　　井厉兑，荥内庭，俞陷谷，经解溪，合三里。

肝足厥阴　　井大敦，荥行间，俞太冲，经中封，合曲泉。

胆足少阳　　井窍阴，荥侠溪，俞临泣，经阳辅，合阳陵泉。

肾足少阴　　井涌泉，荥然谷，俞太溪，经复溜，合阴谷。

膀胱足太阳　　井至阴，荥通谷，俞束骨，经昆仑，合委中。

附歌

少商鱼际与太渊，经渠尺泽肺相连，商阳二间三间穴，阳溪曲池大肠牵，
中冲劳宫大陵作，间使曲泽心包络，关冲液门及中渚，支沟天井三焦合，
少冲少府属于心，神门灵道少海寻，少泽前谷后溪穴，阳谷小海小肠经，
隐白大都太白随，商丘阳陵泉属脾，厉兑内庭与陷谷，解溪三里胃所宜，
大敦行间太冲连，中封曲泉肝之源，窍阴侠溪及临泣，胆经阳辅阳陵泉，
涌泉然谷与太溪，复溜阴谷肾所宜，至阴通谷束骨穴，昆仑委中膀胱区。

第五节　原穴之说明

原穴者穴之本也，手足十二经，惟阳经别取原穴，阴经即以井、荥、俞、经、合穴之俞代之，原穴即为穴之本源，故虚实皆宜拔之，即治病者无论病之虚实，皆取其本经之原穴治之。《难经》所谓五脏六腑有病，皆取其原，是其义也。

六阳经原穴部位：大肠手阳明经原穴合谷，胃足阳明经原穴冲阳，三焦手少阳经原穴阳池，胆足少阳经原穴丘墟，小肠手太阳经原穴腕骨，膀胱足太阳经原

穴京骨。六阴经不别取原穴以本经之俞穴代之。

附歌

大肠合谷胆丘墟，小肠腕骨焦阳池，京骨膀胱冲阳胃，阴经之原俞代之。

第六节　络穴之说明

　　络穴者阴阳二经，各相表里，对待交互，连络之穴也。阴经循行于上下肢向里之阴处，阳经循行于上下肢向里之阳处，其阴阳表里，恒两两相为对待，如手太阴经循行于上肢，向里之上侧，与手阳经循行上肢向表之上侧者，而处于对待之位，则必交相连络，手太阴经络手阳明，手阳明亦络手太阴，其相连络处，所取之穴是曰络穴。其手厥阴与手少阳，手少阳与手厥阴，亦各相对而连络，故肺与大肠相表里，心与小肠相表里。足经之三阴三阳，相为表里连络，与手经相同，如脾与胃，肝与胆，肾与膀胱，及任与督均两相表里，而互为连络是也。穴列如下：

　　阴任络会阴，阳督络长强，脾之大络大包，肺手太阴络列缺，大肠手阳明络偏历，包络手厥阴络内关，三焦手少阳络外关，手少阴络通里，小肠手太阳络支正，脾足太阴络公孙，胃足阳明络丰隆，肾足少阴络大钟，膀胱足太阳络飞扬，肝足厥阴络蠡沟，胆足少阳络光明。

附歌

人身络穴一十五，脾之大络大包主，阴任之络名会阴，阳督之络长强处，
肺手太阴列缺详，大肠阳明偏历当，手厥阴经络内关，三焦少阳外关藏，
心手少阴通里取，小肠太阳支正方，脾足太阴公孙是，胃足阳明丰隆乡，
肾足少阴大钟位，膀胱太阳号飞扬，肝足厥阴蠡沟觅，胆足少阳光明场。

第七节　募穴之说明

　　募者结也，募穴者即脏腑气血之精华，凝结处之穴也，募又可引申言之，为

围募之募，如肺之募穴在中府，其穴之部位，适当体内肺脏所在之处，严若围募之覆被于外，是其义也。故募穴皆在胸腹部，五脏六腑共十一穴。

五脏六腑募穴

肺募中府，心募巨阙，脾募章门，肝募期门，胃募中脘，胆募辄筋，大肠募天枢，小肠募关元，三焦募石门，膀胱募中极，肾募京门。

附歌

肺募中府心巨阙，肝肾期门京门结，脾募章门胆辄筋，胃募中脘膀中极，天枢关元大小肠，三焦之募石门穴。

第八节　俞穴

俞与输字之义相同，俞穴者，即脏腑之经气，由其穴以输于背部也。故脏腑各经之俞穴，皆在于背部，其穴之位置适与体内所属之脏腑所在之处相对列也。脏腑心、肝、脾、肺、肾、心包络、胆、胃、三焦、大肠、小肠、膀胱各俞穴，惟各俞穴在足太阳经穴中，余不赘列。

第九节　会穴

会穴之义有三，聚会也，交会也，会合也，聚会者谓人身之脏腑血气筋脉髓骨等，八者之所聚会，其穴有八，故名八会也。

一、聚会穴说明

脏会季胁即章门也，章门为脾募，五脏经气皆禀于脾，故脏会章门也。

腑会太仓即中脘也，六腑之经气皆禀于胃，中脘为胃募，故腑会中脘也。

血会膈俞穴，在七椎下两旁距中各二寸，其上为心俞，下为肝俞，心与肝皆主血，故血会于膈俞也。

气会膻中穴在两乳平中，适当气行上下聚会之冲，故气会于膻中也。

筋会阳陵泉穴属足少阳经，胆与肝合，肝生筋，故筋会于阳陵泉也。

脉会太渊穴在寸口属手太阴肺，肺朝百脉，《难经》谓寸口者脉之大会，故脉会太渊也。

髓会绝骨属足少阳经，在足外踝上三寸，《灵枢》"经脉篇"曰：足少阳之脉是主骨，诸髓皆会于骨，故髓会绝骨也。

骨会大杼穴在颈下脊骨一椎之下两旁去中各二寸，《灵海论》云：冲脉为十二经之海，其输在于大杼，又"动俞篇"云：冲脉与肾之大络起于肾下，肾主骨，膀胱与肾合，故取大杼为骨会也。

附歌

府会太仓脏季胁，气会膻中膈俞血，髓会绝骨筋阳陵，骨会大杼太渊脉。

二、交会穴说明

交会者，手足十二经，及奇称八脉，其循行于肢体之内，上下纵横，阴阳表里，常相交会，其相交会也，或由二脉，或三脉四脉，多至七脉，古人于数脉交会之处取穴，故其穴为交会穴。但谓之交者，言脉之循行互相交加而过，非脉之相接相连也，此交会之所以异于络穴也。所谓会者，言数脉循互相接近相遇相会而仍各自循行，非脉之相合相通也，此交会穴所以与八会穴，及八脉交会穴相异也。手足十二经及奇经八脉各穴，其交会之穴，共计九十有四，二脉会交者六十一穴，三脉会交者二十四穴，四脉交会者十二穴，五脉交会者四穴，七脉交会二穴，胪列于后。

（一）二脉交会穴

中府 手、足太阴之会　　　　肩髃 手阳明、阳跷之会　　　巨骨 手阳明、阳跷之会
迎香 手、足阳明之会　　　　头维 足阳明、少阳之会　　　人迎 同上
大横 足太阴、阴维之会　　　下关 足阳明、少阳之会　　　腹结 足太阴、阴维之会
腹哀 同上　　　　　　　　　颧髎 手太阳、少阳之会　　　上髎 足太阳、少阳之会
中髎 同上　　　　　　　　　附分 手、足太阳之会　　　　跗阳 足太阳、阳跷之会
金门 足太阳、阳维之会　　　申脉 足太阳、阳跷之会　　　仆参 同上
交信 足少阴、阴跷之会　　　照海 同上　　　　　　　　　筑宾 足少阴、阴维之会

横骨足少阴、冲脉之会	大赫同上	气穴同上
四满同上	中注同上	肓俞同上
商曲同上	石关同上	阴都同上
通谷同上	幽门同上	臑俞手少阳、阳维之会
翳风手、足少阳之会	丝竹空同上	曲鬓手、足少阳之会
率谷同上	天冲同上	浮白同上
完骨同上	本神足少阳、阳维之会	目窗同上
正营同上	承灵同上	脑空同上
辄筋足少阳、太阳之会	带脉足少阳、带脉之会	五枢同上
维道同上	居髎足少阳、阳跷之会	环跳足少阳、太阳之会
阳交足少阳、阳维之会	中渎足少阳、厥阴之会	章门足厥阴、少阳之会
天突任脉、阴维之会	廉泉同上	陶道督脉、膀胱之会
哑门督脉、阳维之会	脑户督脉、膀胱之会	神庭同上
下脘任脉、足太阴之会		

附歌

二脉之会六一穴，中府肺脾会三肋，肩髃巨骨大阳跷，迎香大胃会鼻侧，
人迎下关与头维，胃胆会于颈颊额，腹结腹哀及大横，足太阴会阴维脉，
颧髎三焦会小肠，上髎中髎胆膀胱，附分膀胱小肠会，跗阳仆申阳跷膀，
金门膀胱阳维会，照海肾脉阴跷富，交信亦为阴跷肾，筑宾肾与阴维详，
横骨大赫至气穴，四满中柱肓俞接，商曲石关与阴都，通谷幽门肾冲脉，
臑俞三焦会阳维，翳风丝竹胆焦合，曲鬓率谷与天冲，浮白完骨焦膀觅，
本神目窗正营培，承灵脑空胆阳维，辄筋环跳胆膀会，带脉五枢胆道随，
居髎胆会阳跷脉，阳交胆与阳维归，中渎章门胆肝合，下脘任脉会于脾，
天突廉泉阴维任，陶道督脉膀胱并，哑门督脉会阳维，脑户神庭督膀论。

（二）三脉交会穴

承泣足阳明、阳跷之会，任脉	巨髎足阳明、手阳明、阳跷之会
地仓同上	三阴交足少阴、太阴、厥阴之会
臑俞手太阳、阳维、阳跷之会	府舍足太阴、厥阴、阴维之会

听宫手、足少阳、手太阳之会　　　　　角孙同上
天髎手、足少阳、阳维之会　　　　　　和髎手、足少阳、手太阳之会
头窍阴手、足少阳、足太阳之会　　　　风池手、足少阳、阳维之会
瞳子髎手、足少阳、手太阳之会　　　　头临泣足少阳、太阳、阳维之会
日月足太阴、少阳、阳维之会　　　　　会阴任、督、冲之会
期门足厥阴、太阴、阴维之会　　　　　曲骨任脉、足厥阴、手厥阴会
风府督脉、足太阳、阳维之会　　　　　人中督脉、手、足阳明之会
上脘任脉、手太阳、足阳明之会　　　　龈交任、督脉、足阳明之会
长强督脉、足少阴、少阳之会　　　　　阴交任脉督脉冲脉之会

附歌

三脉会穴二十四，承泣胃任阳跷是，巨髎之穴与地仓，胃足大肠阳跷具，
三阴交会足三阴，府舍脾肝阴维聚，臑俞小肠阳维跷，听宫小肠焦胆备，
三焦阳维胆天髎，角孙和髎小胆焦，瞳子髎会胆焦小，窍阴胆焦膀胱朝，
临泣膀胱阳维胆，风池胆焦阳维调，日月胆脾阳维会，期门肝脾阴维交，
会阴穴起任督冲，曲骨任肝包络容，阴交任督冲之会，上脘任与小胃逢，
长强督会胆肾脉，风府督膀阳维通，人中督脉大肠胃，龈交督脉任胃终。

(三) 四脉交会穴

臂臑手阳明、手足太阳、阳跷之会　　　秉风手太阳、阳明、手足少阳之会
肩井手、足少阳、足阳明、阳维之会　　颔厌手、足少阳、阳明之会
悬颅同上　　　　　　　　　　　　　　悬厘同上
客主人同上　　　　　　　　　　　　　天池手、足厥阴、少阳之会
中极任脉、足三阴之会　　　　　　　　关元同上
中脘任脉、手太阳、少阳、足阳明之会　承浆任脉、督脉、手、足阳明之会

附歌

四脉之会十二详，臂臑大小阳跷膀，秉风大小三焦胆，天池包肝胆焦藏，
客主颔厌悬颅厘，胆胃三焦大肠当，肩井胆焦阳维胃，关元中极任脉量，
中脘任胃三焦小，承浆任督胃大肠。

（四）五脉交会穴

睛明 足太阳、阳明、手太阳、阴跷、阳跷之会

大杼 手、足太阳、手、足少阳、督脉之会

阳白 足少阳、手少阳、手、足阳明、阳维之会

膻中 任脉、手少阳、太阳、足太阴、少阴之会

（五）七脉交会穴

大椎 督脉、手、足三阳之会

百会 督脉、手、足三阳之会

附五脉七脉会穴歌

五脉之会有四穴，睛明膀小胃跷觅，胆胃三焦大阳维，会于眉上之阳白，
膻中任脾肾小焦，大杼膀小胆焦督，更有百会与百劳，手足三阳督七脉。

三、会合穴说明

会合者，奇经八脉恒两脉相为交会相合，而循行者是也。古人于八脉会合之穴，共取八穴，有取本经之穴者，有不取本经之穴，而取他经者，如冲脉之穴为公孙，阴维之穴为内关，公孙属足太阴，内关属手厥阴；公孙能通阴维，内关能通冲脉，两相会合，循行于胃、心、胸之间，故治胃、心、胸之病，宜以二穴为主；带脉之穴取临泣，阳维之穴为外关，临泣属足少阳，外关属手少阳，二穴能相通相会，其循行相络之处，在于目锐背耳后，颊颈肩之际，故治目锐眦、耳后、颊颈肩之病，宜以临泣、外关为主也；督脉之穴为后溪，阳跷之穴为申脉，二穴会合连络之处在目内眦，背、颈项、耳、肩膊、小肠、膀胱等处，故治目内眦、背、颈项耳、肩膊、小肠、膀胱之病，以后溪、申脉为主也；任脉之穴为列缺，阴维之穴为照海，二次会合连系之处在于肺系、咽喉、胸膈之间，故列缺、照海主治肺系、喉咙、胸膈之病也。

冲脉公孙，阴维内关，合于胃、心、胸。

带脉临泣，阳维外关，合于目锐眦、耳后、颊颈肩。

督脉后溪，阳跷申脉，合于目内眦、颈项、耳、肩膊、小肠、膀胱。

任脉列缺，阴跷照海，合于肺系、咽喉、胸膈。

附歌

公孙冲脉胃心胸，内关阴维主治同，临泣胆经连带脉，外关阳维目锐逢，

后溪督脉内眦颈，阳跷申脉小膀通，任脉列缺行肺系，阴维照海膈喉咙。

第十节　针灸禁忌穴

一、禁针穴歌

禁针之穴要先明，脑户囟会及神庭，络却玉枕人迎穴，颅息承泣及承灵，
神道灵台膻中忌，水分神阙并会阴，横骨气冲手五里，箕门承筋与青灵，
乳中背上三阳络，二十三穴不可针，孕妇不宜针合谷，三阴交关元昆仑，
石门女子应须忌，针灸终身孕不成，外有云门及鸠尾，缺盆客主针莫深，
肩井深时亦晕倒，急补三里人还平，刺中五脏胆皆死，冲阳出血投幽冥，
海泉颧髎乳头上，脊间中髓伛偻形，手鱼腹陷阴股下，目眶关节皆要论。

二、禁灸穴歌

禁灸之穴四十七，哑门风府承光急，睛明攒竹下迎香，天柱素髎头临泣，
脑户耳门瘈脉通，禾髎颧髎丝竹空，头维下关人迎穴，肩井天牖心俞同，
乳中脊中白环俞，鸠尾渊腋周荣逢，腹哀少商并鱼际，经渠中府及中冲，
阳池阳关地五会，漏谷阴陵条口从，殷门申脉承扶穴，伏兔髀关连委中，
阴市下行寻犊鼻，诸穴休将艾火攻。

中国针灸医学

第二篇

主治学

第一章 绪论

吾人身中所有，内而五脏六腑，外而四肢百骸，无一莫非人体生存之用，故均各司其职，各尽所能，由是而呼吸气体，循环血液，消化饮食，排泄尿汗，新陈代谢，无时或息，体质赖之以营养，又以其知觉运动应付环境，生命始得以安全。故肺、喉、气管、气泡及口鼻之孔，与夫全体经脉所循行之隧道，则司呼吸空气及流行营卫之能；心血管、脾、肝及淋巴腺则司循环血液灌溉全体之用；胃、食道、咽、头及口、舌、齿一部之作用，与大肠、小肠、胆、胰等，则司消化饮食；肾、膀胱、输尿管、尿道，及皮肤中之汗腺，则司排泄尿、汗；体内外生殖诸器官，则司生育繁殖；脑髓、脊髓及各神经，则司主宰全体知觉运动；其内脏全部及在外肢体之筋肉，则司运动；肢体内之骨骼，则司支持躯体，保护内脏及脑、脊髓，并辅助肢体筋肉运动之功能；体外之皮肤及其附属物，则司保护筋肉及体温，并营养、排泄汗液及触觉之用；至头部之五官则司感觉外物，如目司视、耳司听、鼻司嗅、舌司味，并能补助饮食，调和言话，口同音带则司声音，口同齿舌并营饮食等，此即所谓各司其职也。各尽其能者，即各尽其应有之功能，恰适其量，过与不及，皆为病也。吾人诚能讲求卫生，起居饮食，调摄得宜，则其体中之脏腑肢体，所司必任其职，克尽所能，营卫调畅，体质坚完，贼邪无由以侵，疾病因而不起，故能顺受其正，以终其天年。若其摄卫失宜，则其脏腑肢体，必致不尽所司之职，不任其所能，由是营卫阻滞，体质亏损，因之体中发生变化，是谓之病因；其因变化而生出种种痛苦之现象，即为病象；先详审病象之若何，以推究病因之所在，得其病之实在情理，通谓之病情。治病者，先以病情为主，然后审取适宜有效之穴，或针或灸，依法则以治之，则其病必愈，所以谓之主治。简言之，即以病为主，取穴治之，其义尽矣。

第二章　穴法主治

穴法者，即经穴章中所取之井、荥、俞、经、合，及原、络、募、会各法是也。治病须先明夫病情，然后审取有效之穴以治之，为其原则。然能依据一定之穴法，审治一定之疾病，则其效更著。况对于特种之病，非临时审穴所能见效者，此又不能不依一定之穴法而施治其病也，兹分节述明之。

第一节　井、荥、俞、经、合穴主治

井、荥、俞、经、合穴所主治之病，各有一定，井主心下满，荥主身热，俞主体重节痛，经主喘嗽寒热，合主逆气而泄，但须先审得何经所生之病，取有效之穴为主穴，若其病兼患心下满则取本经之井穴以助之，身热则取荥穴，体重节痛则取俞穴，喘嗽寒热则取经穴，逆气而泄则取合穴，以为主穴之助，则其效更为彰著也。如病人脉弦，善洁，面青善怒，此胆病也，若心下满则取窍阴，身热则取侠溪，体重节痛则取临泣，喘嗽发热则取阳辅，逆气而泄则取阳陵泉，是其例也。其他如肝病则脉弦，淋溲，便难，转筋，四肢闭满，脐左有动气；小肠病则脉浮洪，面赤，口干，善笑；心病则脉浮洪，烦心，心痛，掌中而腕，脐上有动气；胃病则脉浮缓，面黄，善噫，善思，善味；脾病则脉浮缓，腹胀满，食不消，怠惰嗜卧，四肢不收，当脐有动气，按之牢痛；大肠病则脉浮，面白善嚏，悲愁不乐欲哭；肺病则脉浮，喘嗽洒淅寒热，脐右有动气，按之牢痛；膀胱病则脉沉迟，面黑，恐欠；肾病则脉沉迟，逆气，小腹急痛，泄下重，足胫寒而逆，脐下有动气，按之牢痛。是当按本经或于他经审取有效之穴，以治其本病，若兼病心下满，身热，体重，节痛，喘咳寒热、逆气而泄等症，则依前胆经之例，各取其本经之井、荥、俞、经、合穴以助之，此井、荥、俞、经、合穴主治之大略也。

《难经》脏腑病象歌

胆病善洁怒面青，肝病淋溲复转筋，四肢满闭便难下，脐左动气按之疼，

小肠面赤口干笑，心病脐上动气横，更兼掌中热而腕，烦心心痛不清宁，
胃病面黄噫思味，脾病腹胀食不消，体重节痛惰嗜卧，当脐动气按之牢，
大肠面白并善嚏，悲愁不乐欲哭啼，肺病喘嗽又寒热，脐右动气痛难调，
膀胱面黑欠善恐，肾病脐下动气涌，逆气足胫寒而逆，小腹急痛泄下重，
心小浮洪肝胆弦，胃脾浮缓大肺浮，膀胱与肾沉迟是，得脉还须仔细求。

井、荥、俞、经、合主治歌

心下满井身热荥，体重节痛俞穴宁，喘嗽寒热经可治，逆气而泄合穴平。

第二节　原穴、络穴主治

原穴为穴之本原，故《难经》谓脏腑有病，皆取其原，络穴为两经表里互相连络，由本经而别走他经之穴。故《内经》于本经病之或虚或实，因其病象以为补泻，如肺络列缺，肺络实则手锐掌中热，则泻之，虚则欠㰦小便遗补之；心络通里，心络实则支膈泻之，虚则不能言补之；心包之络内关，包络实则心痛泻之，虚则头强补之；小肠之络支正，小肠络实则节弛肘废泻之，虚则生疣小者如指痂疥补之；大肠络偏历，大肠络实则龋聋泻之，虚则齿寒痹痛补之；三焦之络外关，三焦络实则肘挛泻之，虚则不收补之；膀胱之络飞扬，膀胱络实则鼽窒头背痛泻之，虚则鼽衄补之；胆络光明，胆络实则厥泻之，虚则痿躄坐不能起补之；胃络丰隆，胃络实则狂癫泻之，虚则足不收胫枯补之；脾络公孙，脾络实则肠中切痛泻之，虚则鼓胀补之；肾络大钟，肾络实则闭癃泻之，虚则腰痛补之；肝络蠡沟，肝络实则阴挺长泻之，虚则发痒补之；任脉之络屏翳，任络实则腹皮急泻之，虚则痒搔补之；督脉之络长强，督络实则脊强泻之，虚则头重高摇补之；脾之大络大包，实则身尽痛泻之，虚则百节尽纵补之是也。又古人治病取本经原穴为主，复取其相表里他经之络穴为助穴以助之，此其所以有主客原络主治之名也。

十二经主客原络主治歌

肺经多气而少血，胸中气胀掌发热，咳嗽缺盆痛莫禁，咽肿喉干身汗越，
肩背前廉两乳疼，痰结膈中气如缺，所生病者何穴求，太渊偏历与君说。

阳明大肠挟鼻孔，面痛齿疼腮颊肿，生病目黄口亦干，鼻流清涕及血涌，
喉痹肩前痛莫当，大指次指痛不用，合谷列缺取为奇，二穴针之居病总。
脾经病为舌本强，呕吐胃翻痛腹脏，阴气上冲噫难瘳，体重脾摇心事妄，
疟生胀栗策体羸，秘结疸黄手执杖，股膝内肿厥而疼，太白丰隆取为上。
胃病腹填心意怆，恶人恶火及灯光，耳闻响动心中惕，鼻衄唇㖞疟又伤，
弃衣骤走身中热，痰多足肿与疮疡，气虫胸腿痛难止，冲阳公孙一刺康。
心病心疼并干噫，渴欲饮兮为臂厥，生病目黄口亦干，胁臂疼兮掌发热，
若人欲治勿差求，专在医人心审察，惊悸呕血及怔忡，神门支正何堪缺。
小肠之病丰为良，颊肿肩疼两臂旁，颈项强疼难转侧，颔颔肿痛甚非常，
肩似拔兮臑似折，生病耳聋及目黄，臑肘臂外后廉痛，腕骨通里取为详。
肾病脸黑卧不粮，目不明兮发热狂，腰痛足疼难步履，若人捕获难躲藏，
心胆战竞气不足，更兼胸结与身黄，若欲除之无别法，太溪飞扬取最良。
膀胱头痛目中疼，项腰足腿痛难行，痫疟狂颠心胆热，背弓反手额眉棱，
鼻衄目黄筋骨缩，脱肛痔漏腹心膨，若欲除之何所治，京骨大钟刺即宁。
三焦为病耳中聋，喉痹咽干目肿红，耳后肘疼并出汗，脊间心后痛相从，
肩背风生连臑肘，大便坚闭及遗癃，前病治之何穴愈，阳池内关法理同。
包络为病手挛急，臂不能伸痛如屈，胸膺胁满腋肿平，心中澹澹面色赤，
目黄善笑不肯休，心烦心痛掌热极，良医达士细推详，大陵外关病可释。
气少血多肝之经，丈夫溃散苦腰疼，妇人腹膨小腹肿，甚则咽干面脱尘，
所生病者胸满呕，腹中泄泻痛无停，癃闭遗溺疝瘕痛，太冲光明治之轻。
胆经为穴何为主，胸胁肘痛足不举，面体不泽头目疼，缺盆腋肿汗如雨，
颈项瘿瘤坚似铁，疟生寒热运骨髓，以上病症欲除之，须向丘墟蠡沟取。

十五络穴主治歌

络穴主治分虚实，实泻虚补法勿失，脾大络实身尽疼，虚百节纵大包觅，
肺虚欠㰦小便遗，实锐掌热取列缺，手阳明实龋复聋，虚齿寒痹治偏历，
手厥阴实则心疼，虚则头强内关穴，手少阳实肘拘挛，虚肘不收外关的，
手少阴虚不能言，实则支膈通里适，手太阳虚生疣疥，实节肘废支正释，
胃虚胫枯足不收，实则癫狂丰隆休，足太阴实肠切痛，虚腹膨胀公孙求，
足厥阴虚阴暴痒，实则挺长泻蠡沟，胆虚痿躄坐难起，胆实发厥光明投，

足少阴实溺癃闭，虚则腰痛大钟瘳，膀实飞扬头背痛，虚则飞扬鼽衄收，阴任脉实腹皮急，虚则痒搔屏翳求，督虚头重高摇动，督实脊强长强纠。

第三节　募穴、俞穴主治

募穴为脏腑经气所凝结之处，且为脏或腑在腹部表面之蔽幕，故其穴居于胸腹部。俞穴则为本经脏或腑之气由内输达于背之穴，故其穴居于背部，适当内部脏或腑所系脊椎之旁。凡本经之病深入于里，滞结于脏腑，井、荥、原、络各穴取治无效者，当审其本经在腹之募穴，或在背之俞穴以治之，其于本经之原气不足为病者宜募穴，其因风、寒、热各邪为病者宜俞穴，此募穴、俞穴主治之大要也。

第四节　会穴主治

会穴分八会穴、八脉交会穴、经脉会穴三者，前穴法章中已详言之矣。会穴既分为三，故其主治因而各不相同。八会穴为气、血、脏、腑、脉、髓、筋、骨等各自聚会之穴，故各主治其所会之病，如气会膻中，气病即以膻中穴治之是其例也，余皆准此。经脉会穴者，即十二经及奇经八脉之循行于肢体者，由二种经脉乃至七种经脉，相交相会所在处之穴，故其主治须先详审病情，由某种经脉与某某经脉相会相兼而成，然后酌取某经脉之会穴以治之，则事半而功倍，如病由足三阴经相兼合而为病者，即取三阴交穴以治之是也，余准此推。八脉会穴者，即奇经八脉所取之八穴：冲脉公孙，阴维内关，互相会合循行于胃心胸，故主治胃、心、胸之病也；带脉临泣，阳维外关，互相会合连络之处，在目锐眦、耳后、颊、颈、肩等之间，故主治目锐眦、耳后、颊、颈、肩等之病也；督脉后溪，阳跷申脉，互相会合连络之处，在目内眦、耳后、颈项、肩膊、小肠、膀胱等处，故主治目内眦、耳后、颈项、肩膊、小肠、膀胱之病也；任脉列缺，阴跷照海，互相会合系络之处，在脏系咽喉、胸膈之间，故主治肺系咽喉、胸膈之病也。此其大略也，其余主治详后歌括中。

冲脉公孙穴主治歌

九种心痛闷不宁，结胸翻胃不少停，酒食积聚肠鸣作，水食气病膈脐疼，腹痛胁胀胸膈满，胎衣不下血迷心，疟疾肠风大便血，泄泻公孙刺即平。

阴维内关穴主治歌

心胸中痞胀满腔，肠鸣泄泻及脱肛，食难下膈兼病酒，积块坚横两胁旁，
妇女胁痛并心痛，伤寒不解满胸膛，结胸里急腹胀痛，疟疾内关治莫忘。

带脉临泣穴主治歌

中风手足举动难，痛麻发热筋拘挛，头风肿痛连腮项，面疼头眩眼赤丹，
面痛耳聋咽肿症，游风搔痒筋牵缠，腿疼胁胀胁肢痛，临泣治之病可安。

阳维外关穴主治歌

肢节肿痛膝冷攻，四肢不遂及头风，背胯内外筋骨痛，头项眉棱痛相从，
手足热麻时盗汗，破伤眼肿目睛红，伤寒自汗表热甚，外关穴治自和融。

督脉后溪穴主治歌

手足拘挛战掉兼，中风不已并痫癫，背腰腿膝痛难止，头疼眼肿泪涟涟，
项强伤寒病不解，齿疼腮肿痛喉咽，手足麻木破伤症，盗汗后溪穴可痊。

阳跷申脉穴主治歌

腰背屈强腿肿红，恶风自汗雷头风，赤目头额眉棱痛，手足麻挛臂冷攻，
吹乳耳聋鼻衄血，痫癫肢节痛皆同，遍身肿满淋沥汗，申脉针之有奇功。

任脉列缺穴主治歌

痔漏便肿泄痢缠，吐红溺血咳嗽痰，齿痛喉肿小便涩，心胸腹痛噎咽难，
产后发强不能话，腰疼血痛腹脐寒，死胎不下上攻膈，列缺穴治立时安。

阴跷照海穴主治歌

喉闭淋涩胸肿痛，膀胱气痛并肠鸣；食黄酒积脐腹痛，膈中不快气核侵，
呕吐翻胃乳癥病，便燥难产血昏沉，积块肠风大便血，照海针之效若神。

第五节　缪刺十二经井穴主治

缪刺者，即邪客于皮毛，入舍于孙络，留而不去，闭而不通，不得入于经气，溢于大络而生奇病；邪客于大络，恒左注右注左，上下左右，与经相干，而布于四位，其气无常处，不入于经俞。故其刺常左病取右，右病取左，故命曰缪刺也，其缪刺之穴，多属于十二经之井穴，故曰缪刺十二经井穴主治也，分述于后。

（一）肺手太阴经井穴主治

人病膨胀喘咳缺盆痛，心烦掌热，肩背疼，喉痛喉肿，斯乃以脉循上膈肺中，横过腋关，穿过尺泽入少商，故邪客于手太阴之络而生是病。可刺手太阴肺经井穴少商也，手大指侧刺同身寸之一分，左取右右取左，如食顷已，灸三壮。

（二）大肠手阳明经井穴主治

人病气满胸中紧痛，烦热喘而不已息，斯乃以其脉自肩端入缺盆络肺，其支别者，从缺盆中直而上颈，故邪客于手阳明之络而有是病。可刺手大指、次指爪甲角，刺入一分，左取右右取左，如食顷已，灸三壮。

（三）胃足阳明经井穴主治

人病腹心闷，恶人闻响心惕，鼻衄、唇胸、疟狂、足痛、气蛊、疮疥、齿寒，乃脉起于鼻交额中，下循鼻外入上齿，还出挟口环唇下交承浆，却循颐后下廉出大迎，循颊车上耳前，故邪客于足阳明之络而有是病。可刺足阳明胃经井穴厉兑，足次趾甲角上与肉交者韭许，刺一分，右取左左取右，如食顷已。

（四）脾足太阴经井穴主治

人病尸厥暴死，脉犹如常人而动，然阴尽于上，则邪气薰上，而邪气逆，阳气乱，五络闭塞，结而不通，故状若尸厥，身脉动不知人事，邪客手足少阴、太阴、足阳明络。此五络命所关，可初刺足太阴脾隐白，二刺足少阴肾涌泉，三刺足阳明胃厉兑，四刺手太阴肺少商，五刺手少阴心少冲，五井穴，各二分左右皆六阴数；不愈刺神门；不愈以竹管吹两耳，以指掩管口勿泄气，必须急吹鬄才脉络通，每极三度，甚者灸维会三壮，针前后各二分泻三度后再灸。

（五）心手少阴经井穴主治

人病心痛烦渴，臂厥胁肋疼，心中热闷，呆痴忘事颠狂，斯乃以其脉起于心，支从心系挟喉咙出向后腕骨之下，直从肺行腋下臑内，循廉肘内通臂，循廉抵腕直过神门，脉入少冲。可刺手心经井穴少冲，手小指内侧如韭叶，刺入一分，行六阴数，右取左，灸三壮不已，复刺神门穴。

（六）小肠手太阳经井穴主治

人病颔肿项强难顾，肩似拔，臑似折，肘臂外廉痛，斯乃以其脉起于小指，自少泽过前谷，上循臂内至肩入缺盆，向腋络心间，循咽下隔抵胃，支从缺盆上颈颊，至目锐眦入耳，复循颊入鼻颔，斜贯于颧，故邪客于太阳络而生是病。可刺手小肠井穴少泽，小指外侧与肉相交如韭叶，刺一分六阴数，各一痏，左病右取，若灸如小麦，灸三壮止。

（七）膀胱足太阳经井穴主治

人病头项肩背腰目疼，脊痛，痔疟颠狂，目黄泪出，鼻流血，斯乃经之正者，从脑出别下项，支别者，从膊内之左右别下，又少络从上行循眦上额，故邪客于足太阳络而有是病。可刺太阳膀胱井穴至阴，小趾外侧如韭叶，行六阴数，不已刺金门五分，灸三壮，不已刺申脉一寸三分；如人行十里愈，有所坠瘀血留腹内，满胀不得行，先以利药，次刺然谷前脉出血立已，不已刺冲阳三分，胃之原，及大敦见血，肝之井。

（八）肾足少阴经井穴主治

人病卒心痛，暴胀胸胁平满，斯乃以脉上贯肝膈，支于心内，故邪客于足少阴之络，而有是病。可刺足少阴肾井涌泉，足心中刺三分，行六阴数，见血出令病人立饥欲食，左取右，素有此病新发，刺五日愈，灸三壮。

（九）心包络手厥阴经井穴主治

人病卒煞心痛，掌中热，胸满膨，手挛臂疼不能伸屈，腋下肿平，面赤、目黄、善笑、心胸热、耳聋响，斯乃以其包络之脉，循胁过腋下，通臑内至间使，入劳宫，循经直入中冲，支别从掌循小指过次指关冲，故邪客于手厥阴络而生是病。可刺手阴心包井中冲，中指内端，去甲韭叶，刺一分行六阴数左取右，如食顷，若灸可三壮，如小麦炷。

（十）三焦手少阳经井穴主治

人病耳聋痛浑浑，目疼，肘痛脊间心后痛甚，斯乃以其脉上臂贯臑外，循肩上交足少阳，入缺盆膻中膈内，支出颈项耳后直入耳中，循目锐眦，故邪气客于少阳之络而生是病。可刺手少阳三焦井穴关冲也，手小指次指去爪甲与内交者如韭叶许，刺一分各一痏，右取左如食顷已，如灸三壮不已，复刺少阳俞中渚穴。

（十一）胆足少阳经井穴主治

人病胸胁足痛，面滞头目痛，缺盆腋肿汗多，颈项瘿瘤强硬，疟生寒热，其脉支别者，从目锐眦下大迎，合手少阳抵项下颊车下颈合缺盆，以下胸中贯膈络肝属胆循胁，故邪客于足少阳之络而有是病。可刺足少阳胆井穴窍阴也，在次趾与肉交者如韭叶，刺一分行六阴数，各一痏，左病右取，如食顷已，灸可三壮。

（十二）肝足厥阴经井穴主治

人病卒疝暴痛及腹绕脐上下急痛，斯乃肝络去内踝上五寸，别走少阳，其支别者，循经上睾结于茎，故邪客于厥阴之络而有是病。可刺足厥阴肝经井穴大敦端，行六阴数，左取右，素有此病，再发刺之三日已，若灸者，可五壮止。

第三章　审病取穴

《内经》云，刺家不诊，听病者言，盖以针灸治病，不须诊察病者之脉象若何，只听病者所言，以详明其病象，因以推究其病因之所在，得其病之实在情理，然后按据其所病之经脉，或就其患处之切近，酌定适应之穴。以医者之大指爪甲，或食指爪甲，重切其穴，如病应左右两穴均针，须用两手左右爪甲同切，如病仅应针右边或左边之一穴，只切左边或右边之一穴，重切之际，宜用呼吸补泻之法，随切随行呼吸。如用泻法，可令病者先吸气一口，爪甲放松，随令呼气一口，爪甲向穴数次重切，再令呼气一口，再向穴数次重切，再令呼气一口，再重切数次，依此行之三次，即《内经》之所谓泻三吸是也；如用补法，可令病者先呼气一口，爪甲放松，随令吸气一口，爪甲向穴重切数次，又令吸气一口，爪甲又向穴重切数次，瓜甲再下切数次，依此行之三次，此即内经之所谓留三呼是也。用呼吸补泻法切穴之后，如病随切减轻至十分之七八，此为治其所病之主穴。如切后病毫不减轻，或减轻不及其半，宜另觅适应之穴，依前或泻或补之法以审切之，务使其病随切减轻大半，方为寻得主穴。主穴既定，再依前法审切一二适宜有效之穴，以为治其所病之助穴。穴既取定，乃依针灸之法则，就其穴位，或针或灸以治之，则其病必随手见功，应针取效，故谓之审病定穴也。今就病人由顶至踵诸症，以及感伤各病分为节目，节下列目，目下列病，病下列其适应之穴，庶便医者临证之检查，分述于后。

第一节　头面颈项门

（头顶、脑额、面、眉、目、耳、鼻、口、唇、齿、舌、颔、颐、颈、咽喉、嗌、毛发）

头中百病

（一）头痛

| 四　风府

手足三阳经总汇于头，太阳经行头项，痛在后部，或牵引项背，阳明行颜面，

痛在前部，或兼咽干鼻燥，痛引缺盆；少阳经绕行耳鬓，痛在两侧，或兼口苦耳聋，痛引肩部；杂病头痛，多以肝脏郁热循厥阴经汇督络脑，冲头作痛，其痛极烈，或兼呕吐涎沫酸苦水液。其因风而痛者则恶风，因寒而痛者则恶寒，因湿而痛者则头重，因火而痛者则齿疼，因郁热而痛者则心烦，因伤酒食而痛者则逆气胸满。又因风扰头顶沉重昏痛，则为内虚，总在详明痛所在之部分，及其兼病之象，然后按经或切近取穴以治之，无病不愈也。至于头痛之理，由于营气潜行脉管血液之中，管内具有神经，附以微膜，膜被外邪侵犯，或收缩而闭狭，或膨胀而扩张，以致营气郁不能伸，刺激神经末梢，感而为痛。凡痛皆由此理，固不独头痛为然也。

═ •7~49 百会 △	≡ •3 上星 •7~49 神庭	═ •3 后顶
≡ •3 强间	四 风府	八•3~100 关元	═ 睛明
═ 眉冲 △	≡ •1 攒竹	五 头维	═ •3 瞳子髎
≡ •3 悬颅	•3 天冲	•3 目窗	七•7 风池
丝竹空	•3 京骨	•3 昆仑	•3 胆俞
≡ •3 三焦俞	•3 小肠俞 △	─ •3 少泽	•3 腕骨
•3 合骨	•3 阳溪	•3 温溜 △	─ •3 窍阴
•3 后溪 △	─ •3 关冲	•3 液门	═ 鱼际
≡ •3 孔最	五•3 大陵	•3 青灵

（二）头重

头重因于脉络痿痹，以致运动不灵而觉重，其原因有二，一则由于卫虚不能温，一则由于营虚不能养，以致湿邪客于脉络而痹痿，如《内经》所谓督脉络虚，则头重高摇，即其理也。

△	•3~30 长强	≡ •3 附阳	•3 通谷 △	─ •3 至阴
═ •3 和髎	五•3 脑空	•3 通天	•年 肾俞
•3 率谷	•5 陶道	═ 哑门

（三）头强

卫气循行脉外之膜丝管，出而卫外，卫虚则风寒入膜，膜丝管为之收缩，外膜寒缩则为强，内膜收缩则为急，缩而气膨胀于内，则为强痛，凡强及强痛皆由此理也。

|三·3 内关

(四) 头强痛
|三·3 申脉　　|三·3 金门　　|二·7~9 承浆　　|五·7 风池
|三·3 颊车　　|三·3 肩井　　|三·3 少海　　|三·3 后溪
|三·3 前谷

(五) 头旋
即眩也。头眩为卫气分行于膜中者，上浮荡于头也，盖由膈中阻滞不能循膜出外，又不能循脉下行，则逆冲于头而为眩晕；下焦之阳不能透膈，遂并入于营分，循汇督脉上脑，亦为晕眩；如挟湿邪则为眩冒，其与他经郁逆之气冲突旋转，则为眩晕。水入内映而眼现白花，脉中营气含有滞津结液，映入眼膜，则现黄花，或有碳酸及死血球之微质，由膜网反射于目，则眼见黑花也。

|三·7~49 百会　　|三·3 申脉　　|三·5 络却　　|三·3 人中
|二·3 天柱　　|二·7~49 囟会　　|三·3 通天　　|三·3 大杼
|三·3 目窗　　△|一·3 至阴

(六) 头肿
脉网中气郁为肿，肿之先为满为热，其既也，或至化瘀，热结之极，成为干血，瘀如蓄湿，则腐化而成脓也，头肿亦基于此理也。

|三·3 上星　　|二·7~49 前顶　　五·3 大陵　　|四·3 公孙
|二·7~49 囟会

(七) 头重痛不举
因肾虚生湿熏脑而重痛也。

|二·7~49 百会　　|三·年 肾俞　　|三·3 太溪　　|二·7 列缺
|三·3 外关

(八) 头风
头风痛有偏正之分，正头风痛在正中，多属阳明太阳。偏头风痛在两侧，多属少阳，其症象同为头痛，然有新旧去留之分，其痛卒然而至易于解散者，为头痛；其痛作辍不常，时愈时发，不易治痊者，为头风也；又有因痰停胃膈，头痛晕眩至三五日，甚则神经昏迷，人事不省，饮食不进者，为醉头风；又有因酒色劳役，及多食脍炙动风发毒之物，上攻头部，痰结核块，或红或肿而痛者，为雷头风也。大抵头风之为病也，由人身正气强盛，则无一毫真空，风邪固无由侵入，若或正气衰微，营卫空疏，则空气流动之风，必乘虚侵入，其多部顺循静脉膜深入腹里，郁气凝水而亲下，少部则逆循动脉膜，仅浅入脉网，郁塞后来之阳，积滞化热而亲上，正气虚甚者，则其多部化湿，必循腹之静脉上及心胸，阻滞津液上奉之孔道，以致不能养脑，其少部亦因正虚郁热上浮，而薰头脑，遂成头痛眩，甚有痰涎潮涌，精神昏迷之病，其正气较胜者，虽不至于痰涎上涌心胸，然亦郁积上浮，平时亦多头痛晕眩也。故古人谓头风之病，多因于风、痰、火者，盖由于此，其痛有偏正之不同者，则因气有偏胜，而所病遂各异位，是宜依头痛治疗之例，按经取穴以治之斯可也。

｜ ≡ ・7～49　百会	｜ ≡ ・3　上星	｜ ≡ ・3　合谷	｜ ≡ ・3　阳谷
△｜ ≡ ・3　关冲	｜ ≡　丝竹空	｜ 八・7　风池	｜ ≡ ・3　昆仑
｜ ≡ ・3　玉枕	｜ ≡ ・3　大杼	｜ ≡ ・3　解溪	｜ ≡ ・3　天柱
｜ 五・3　脑空	△｜ 一・3　攒竹	｜ 五　头维	｜ ≡ ・3　侠溪
｜ ≡ ・3　完骨	△｜ 一・3　瘛脉	｜ 五・3　丰隆	
｜ 八・7～100　足三里	｜ ≡　头临泣	｜ 八・7～100　中脘	

（九）醉头风

｜ ≡ ・3　印堂	△｜ 一・1　攒竹	｜ 八・7～100　足三里
｜ ≡ ・3　涌泉	｜ 五・年　百劳	｜ ≡ ・7　列缺
｜ 四　风府	｜ ≡ ・3　后溪	

（十）雷头风

| ｜ ≡ ・7～49　百会 | ｜ 八・7～100　中脘 | ｜ 五・5　风门 |
| ｜ ≡ ・3　太渊 | ｜ 五・3　外关 | |

（十一）头面肿

| ｜ 四・3　公孙 | ｜ 六・7　阳陵泉 | ｜ ≡ ・3　目窗（治肿浮） |

|三·3　人中（同上）

（十二）头顶均痛
|三·3　曲差

（十三）头项痛
|五·5　肩井痛　　　　|三·3　正营偏痛　　　|三·3　完骨肿
|三·3　消泺肿痛　　　|三·3　后溪强急不可回顾　|八·3　角孙（同上）
|四　风府强急脊如折　|三·7~49　承浆（同上）　|五·7　风池强痛
|三　哑门　　　　　　|三·3　少海（同上）　　|三·3　合谷（同上）
|五·年　大椎（同上）　|三·3　陶道（同上）　　|三·7~49　百会
|三·3　后顶（同上）

（十四）痰厥头痛
|五·3　丰隆　　　　　|五·7　曲池　　　　　|五·7　风池

（十五）酒醉后头痛
△|三·3　印堂　　　△|三·1　攒竹　　　|五·3　手三里
|八·7~100　足三里　|三·3　风门　　　　·7~14　膻中
|八·7~100　中脘

（十六）顶肿
|三·3　曲差

（十七）顶痛
|三·7~49　百会　|三·3　后顶　|五·7　风池　|三·3　合谷

（十八）顶肿痛
|三·7~49　前顶　|三·3　天柱

(十九) 顶如拔

|≡·3 曲差

(二十) 脑痛

|≡·3 天柱　　△|≡·3 上星　|≡·3 少海　　|≡·3 脑空
|≡·7～49 囟会　|≡·3 内庭

(二十一) 脑重如脱

|≡·3 天柱

(二十二) 脑泻

脑中受寒鼻泻鼻涕也。

△|≡·3 上星　|≡·3 曲差　|≡·7～100 囟会　|≡·3 通谷
|≡　迎香　　|≡·3 人中　|≡·3 合谷

(二十三) 脑虚冷

|≡·7～100 囟会

(二十四) 脑旋

|≡·3 强间

(二十五) 脑昏

△|≡·1 攒竹

(二十六) 脑风头痛

|≡·3 少海　　　·3 承灵

(二十七) 脑两角痛（多颠风引目弦）

|≡·3 曲鬓　　|≡·3 率谷

(二十八) 脑疽
| 七·3　绝骨

(二十九) 额颅中痛
| 二·3　后顶　　　| 三　临泣

(三十) 额颏中痛
| 三·3　龈交

(三十一) 额角眉棱痛
△| 一·1　攒竹　| 三·3　合谷　　·7～49　神庭　| 三·3　解溪

面病

手足三阳经与足厥阴经及任督脉，均上行于面，故邪之随虚上达于面者，皆可为病，或因风热上浮面为搔痒、为牵动、为赤、为热、为肿，或因风水上浮而为浮肿有光，或湿热上郁而失色泽为黄或黑，或因寒而色苍白，或发热，此因受邪不同，而病象遂各异也。督之病多在面中行，少阳之病多在面之两侧部，太阳病多在面之上部，任之病多在面之中下部，阳旺之病多在口鼻之两旁，足厥阴之病多在于目，此皆因各脉之循行，而病之部位遂不同也。先详明其患处，次审其病象，按经取穴依法治之，无余义矣。

(三十二) 面痛
△| 一·1　攒竹

(三十三) 面肿
| 七·5　阳交　　| 三·3　人中　　| 三·3　合谷　　| 三·7～49　承浆
△| 一·1　厉兑　| 五　天牖　　| 五·7　风池　　| 三·3　支沟

(三十四) 面赤肿
△| 三·3　上星　| 三·7～49　前顶　| 三·7～49　囟会　| 三·3　悬颅

|≡·3 悬厘

(三十五) 面水肿有光
|≡·3 人中　　·7～100 水分

(三十六) 面浮肿
|≡ 迎香　　|≡·3 陷谷　　|≡·3 中府　　|≡·3 解溪

(三十七) 面痒如虫行
|≡·3 迎香　　|≡·3 合谷

(三十八) 面叶叶牵动
·3 承泣

(三十九) 面热
|=·3 通里　　|五·5 天突

(四十) 面赤
|≡·3 龈交　　|≡·7 神门　　|≡ 颧髎　　|≡ 脑户
|四·7 期门　　|八·7 气海　　|≡·7～49 百会

(四十一) 面黄
|≡·3 商丘

(四十二) 面萎黄
|八·7～100 中脘　　|五 天髎

(四十三) 面黄黑
|≡·年 肾俞

(四十四) 面青
| 五·3 阳辅　　　　| 四·7 期门

(四十五) 面尘
| 五·5 阳辅

(四十六) 目赤
因风火上郁而赤，或火盛上攻而赤，或心火上炎而赤，或燥邪伤肝血充目球而赤。其症象，或目如胭脂，此充血也，或目有赤丝，或赤脉贯睛，或赤而痛，或赤烂有翳，或眦赤，或赤而肿，宜依各症按穴以治之。
| 五·3 内关　　　| 五·3 大陵　　△| 二·3 上星　　| 二·3 合谷
| 二 丝竹空

(四十七) 目赤痛
| 二·7 四白　　　| 二·3 瞳子髎　　| 二·3 目窗　　△| 一·1 攒竹
| 二·3 太渊　　　·3 承泣　　　　| 五·7 风池

(四十八) 目赤从内眦始
| 二 睛明　　　　| 二·3 龈交　　　·3 横骨　　　　| 二·5 大赫
| 二·5 气穴　　　| 二·5 四满　　△| 十·3 中注　　| 二·3 肓俞
| 十·3 商曲　　　| 十·3 石关　　　| 二·3 阴都　　| 二·3 通谷
| 五·3 幽门

(四十九) 目外眦赤
| 二·3 侠溪　　　| 二·3 瞳子髎　　| 二·3 悬颅

(五十) 目内眦赤烂
| 二·3 京骨　　　| 二·3 束骨

(五十一) 目赤烂有翳
| 二·3 阳溪　　　| 八·3 肩贞

(五十二) 目赤有翳

|≡·3 太渊　　|≡　临泣　　|≡·3 侠溪　　|五·7 风池
△|一·1 攒竹　|≡·3 合谷　　|≡　睛明　　|≡·3 中渚
|≡·7 后溪

(五十三) 目赤肿有翳羞明

△|≡·3 上星　|≡·3 目窗　　△|一·1 攒竹　|≡　睛明
|≡　丝竹空　|≡·3 合谷　　太阳 内迎香　　|≡·3 瞳子髎

(五十四) 目暴赤肿痛

·5~49 神庭　△|≡·3 上星　|≡·3 前顶　|五·5 光明
|≡　地五会

(五十五) 目痛

目满多因风热郁滞，其目眦及白眼痛而昼甚者属于阳，多系外感，其黑珠痛而夜甚者属于阴，多系内伤也。症象有赤痛，久痛，热痛，暴痛，急痛，中痛，内外眦痛，内障痛，目眶痛之不同，宜详审痛之现象及其患处，按症审穴以治之。

△|≡·3 上星　△|一·3 至阴　|≡·3 阳溪　|≡·3 二间
|≡·3 三间　|五·3 大陵　|≡·3 前谷　|≡·3 阳白
|≡·3 通里　·7 小骨空

(五十六) 目久痛

·7 小骨空

(五十七) 目热暴痛

△　内迎香

(五十八) 目痛如脱

|五　头维　　|≡·3 昆仑　　|≡·3 玉枕

(五十九) 目中痛

| 五　天髎

(六十) 目睛痛

△ | 一・3　上星

(六十一) 目内眦痛

| 三　睛明　　　　△ | 一・3　至阴

(六十二) 目外眦痛

| 三　临泣　　　　| 五・3　阳辅　　　　| 三・3　瞳子髎

(六十三) 目内障痛

・7　大骨空

(六十四) 目眶痛不止

| 三・3　地仓

(六十五) 目痒

多因风邪上郁于目，或眦睑痒，或瞳子痒，痒如虫行不耐是。

| 五・5　光明　　　　| 三　地五会

(六十六) 目眦睑痒

| 三　睛明　　　　| 三・3　瞳子髎

(六十七) 瞳子痒

| 三・3　阳白　　　・3　承泣　　　　| 三・3　地仓　　　△ | 一・1　攒竹

(六十八) 目泪

因风、因热冲动泪腺神经，由是泪出不常，有热泪、冷泪、风泪之分，热泪属热，泪多结为浓汁，冷泪、风泪均属风邪，惟内邪则常流冷泪或热泪，外邪则因风刺激而流泪，不可不辨也。

五·7 风池	·7～49 神庭	☰ 睛明	·3 龈交
☰ 头临泣	☰·7～49 百会	☰·3 液门	☰·3 后溪
☰·3 瞳子髎	☰·3 肝俞	五 头维	☰·3 行间

（六十九）冷泪

☰ 睛明	☰ 临泣	五·7 风池	·3 腕骨
·3 承泣	△｜—·1 攒竹	☰·3 肝俞	☰·7～49 百会
☰·3 后溪	·7 大骨空	·7 小骨空

（七十）目眵

泪出浓汁而燥结是也。

| ☰·3 阳白 | ☰·3 龈交 | ☰·3 瞳子髎 |

（七十一）迎风流泪

| 五 头维 | ☰ 睛明 | ☰ 临泣 | ·7 大小骨空 |

（七十二）目翳

多因郁邪上攻于目，或由肝郁达于目系，又或因劳役过度，或服凉药过多，致阳气衰惫，不能养目，均能生翳。惟因实邪则多生赤翳，或由肤翳结厚成膜；因虚邪多生白翳，或肤翳薄如蝉翼。非精于眼科不克详明，审其虚实以治之，斯为善矣。

| ☰·3 腕骨 | ☰·3 肝俞 | 五·3 命门 | ☰ 睛明 |
| ☰ 阳溪 | 五·7 风池 | ☰·3 瞳子髎 |

（七十三）赤翳

| △｜—·1 攒竹 | ☰·3 后溪 | ☰·3 液门 |

（七十四）白翳

| ☰ 临泣 | ☰·3 肝俞 | ☰·3 太渊 | ☰·3 合谷 |

|≡　承光　　|≡·3　京骨

(七十五) 肤翳
|·7　四白　　|八·7　角孙　　|·3　太渊　　|≡·3　侠溪
△|—·1　攒竹　　|五·7　风池

(七十六) 淫肤白翳
|≡　睛明　　|≡·3　龈交

(七十七) 目生翳覆瞳子
|≡·7　巨髎

(七十八) 翳膜
△|—·1　关冲　　|·3　液门　　|≡　睛明　　|·3　合谷
|·3　四白　　|八·7～100　足三里　　|≡·3　肝俞　　|八·7　角孙
|≡　临泣　　|·3　后溪　　|·3　中渚　　|五·3　外关
|五·5　光明　　|五·7　命门　　|·3　丘墟　　·7　大小骨空
△　太阳　　|·3　瞳子髎

(七十九) 目生垂廉翳膜
即翳膜自上渐次而下如垂廉也。
|≡　鱼腰

(八十) 目不明
即目昏也，多因热郁液枯，神水将竭，致光华亏耗而不明；或因肝虚血少不能上奉目系以养睛而生昏花；或因肾虚精乏不能循督充脑养目而坐起昏花。至其症象，或感干涩不明，此热灼精滞也；或因目多眵泪被目不明，且常见萤星之状，此因湿热内郁于脉网；或少光华甚至变黄而眇视不明，此肝血不能养目也；又有目光耗散，渐至视物不明，且或蹲坐突坐而生黑花者，此肾竭精枯不能充脑养目也；或因目珠变化突足，致远视不明，此病有先天后天之别，即近视眼也。医者宜详审其病象病因，然后酌量取穴以治之，庶几可愈也。

|≡・7~49 百会　|四　风府　　|五・7 风池　|≡・3 肝俞
|≡・年　胃俞　|≡・3 手三里　|≡・3 养老　△|―・1 关冲
|≡・3 曲差　△|≡・1 攒竹　|≡　承泣　|八・7~100 足三里
|五　头维　△|≡・3 瘈脉　|≡・3 五处　|五　天牖
|六・3 天池　|≡・3 天泉　|≡　睛明　|≡・3 通谷
|≡　丝竹空　|≡・3 合谷　|≡・7 后顶　|六・3 曲泉
|≡・年　肾俞　|≡・3 涌泉

（八十一）远视䀮䀮
䀮䀮者视物不明也。

|≡　承泣　|≡・3 巨髎　|≡・7 地仓　|≡　睛明
|≡・5 目窗　|≡・7 阳白　|四　天府　|≡・3 瞳子髎

（八十二）目不能远视
△|≡・3 上星　|≡・3 玉枕

（八十三）坐起目视䀮䀮
|五・3 复溜

（八十四）雀目
因肝虚血少不能养目，才至黄昏，便不见物，但至晓即复明，如雀目之不能夜见物也。

|≡　睛明　|≡・7~49 百会　△|≡・3 上星　・7~49 神庭
|≡・3 肝俞　|≡・7 阳白　|≡・7 地仓

（八十五）青盲
因内伤过甚，以致损精耗血，不能营养目睛，遂不见物，其年老衰惫者，每多病后成为青盲，症象瞳神如常，并无缺损，但视不能见耳。

|≡・3 肝俞　|五・3 命门　|≡・7 巨髎　△|―・1 商阳
|≡　颧髎　|≡・3 络却　|―・7 客主人　|≡・3 瞳子髎

(八十六)暴盲

多因恣纵酒色，及多食辛热之物，或悲伤泣涕过甚，或因积热突然冲目，均致暴盲，忽然不能见物；亦有暴盲之顷，急睡片时，复能视物，但辨物不甚清楚，是其症象也。

△|≡•3 上星　△|一•1 攒竹　|=•7~49 前顶　△ 内迎香

(八十七)风弦烂眼

因风热上浮，郁于目眩上下，初则或痒或胀，久遂红肿化脓赤烂，经久不愈，而痒甚或泪出者是也。

|≡ 睛明　　　|≡•3 合谷　　|≡•7 四白　　|≡ 临泣
|八•7~100 足三里　|五•5 光明　　△|一•1 攒竹
|≡ 丝竹空　　|=•3 二间　　|•3 尺泽
|= 颧髎　　　|≡ 头维　　　•7 大小骨空
△ 太阳

(八十八)胬肉攀睛

因风热上来，太阳为目之上纲，阳明为目之下纲，郁积不解，始犹痒痛，渐至红肿，复为风热所冲，或用力劳役，遂致眥角出筋膜，攀引目睛，是为胬肉攀睛，甚或胬肉向睛倍犯，是为胬肉侵睛也。

|≡ 睛明　　　|≡•3 肝俞　　|•3 合谷　　△|七 委中
|≡•7 列缺　　|四•3 期门　　|五•3 外关　　|•3 和髎
|≡•3 照海　　△ 太阳　　　•7 肘尖　　　△ 十宣

(八十九)胬肉侵睛

|≡ 睛明　　　|五•7 风池　　|≡•3 合谷　　|四•3 期门
|≡•3 行间　　△ 太阳

(九十)睫毛拳倒

因目睑热伏内攻，阴达于外，以致睑皮内缩外弛，皮向里裹，睑沿所生之睫毛，向内攀倒，刺激目睛，或痒或痛，而生赤翳、沙涩、羞明泪出、多眵是也。

|≡ 丝竹空

又用手翻转内睑向外，用三棱针微刺睑沿上数处出血，以左手爪甲贴针以防伤目出血，热泻立愈。

(九十一) 目上视
因患风痫，或他风症，发时目系疟挛，牵掣反戴，遂成上视也。
|≡·3 阳白　　|≡·3 肝俞　　|≡·3 筋缩

(九十二) 目上戴不识人
|≡ 丝竹空　　|≡·3 五处　　|≡·3 肝俞　　|≡·7～49 囟会　·7～49 神庭

(九十三) 目瞑视
因眼睑脉网痿废，致视物目不能张大也。
|≡·3 天柱　　|≡·3 行间

(九十四) 瞻视不正
此因风邪鼓荡，以致视神经失其正调使然也。
|≡·7～30 长强

(九十五) 招摇胆视
|≡·7 巨髎　　|七·3 和髎

(九十六) 目眇
|≡·3 曲鬓

(九十七) 目黄
黄为血浆中所含之脂肪质，与阳热化合之本色，故病热甚灼油，则成正黄色；热甚灼血，血球赤色退毁，则成橘黄；热灼油黄，杂以灼死之黑血球，则成熏黄；或水淫败血，则成黯滞涩湿黄色，此为阴黄；凡病身黄、四肢黄、面黄，均属此理，不特目黄为然。《经》谓手阳明经、手足太阳经、手少阴厥阴各经，均病目黄，医者宜详明其病象病因，按穴以治之。

｜☰　脑户	｜五・3　大陵	｜☰　劳宫	｜・7　极泉
｜☰・3　二间	・7　青灵	｜☰・3　小海	△｜☰・3　少冲
｜・3　胆俞	｜五・3〜100　意舍	｜・3　京骨	

(九十八) 目眩

目眩为卫气之分行于阳经者，因郁浮荡上目，目为诸阳在面会合之界，每因郁之强弱不一，以致互相冲击旋转而成目眩。其因眩而现白花者，郁中挟水成点，内映于目也；其现黄花者，营中含有滞津结液，反映入于目也；现黑花者，则含有炭酸瓦斯体[1]及死血球[2]之微质，返射于目也，医者宜详审以治之。

｜・7〜49　百会	△｜☰・3　上星	・7〜49　神庭	｜☰・7〜49　前顶
｜☰・7〜49　囟会	｜五・7　风池	｜☰・3　强间	｜☰　临泣
｜・3　侠溪	｜☰・3　本神	｜☰・3　四白	・3　正营
｜☰　丝竹空	｜七・3　飞扬	△｜一・1　攒竹	｜☰　睛明
｜五・3　五处	｜☰・3　风门	｜☰・3　三焦俞	｜・3　大都
｜五・7　譩譆	｜☰・3　京谷	｜☰・3　束骨	｜・3　通谷
｜☰　鱼际	｜☰　肝俞	｜☰・3　大杼	｜☰　液门
｜・3　少海	｜六・5　曲泉	｜四　风府	｜・3　阳谷
｜・3　合谷	｜・3　中渚	｜☰・3　涌泉	

一切内障年久不能视物，其病因不一，然总由内伤精血枯涸以致失明者为独多。曰内障者，言目盲之障害由于内，非在外也。

△｜☰　睛中

(九十九) 眉目攒痛

因风热郁于眉目相激而痛，故成攒痛之象也。

| ｜☰・3　解溪 | △｜一・1　攒竹 |

---

[1] 炭酸瓦斯体：日文舶来词，意义不明。
[2] 血球：当为"血细胞"。

(一百)睑瞤动

因风邪客于目睑，致时痉挛而成瞤动也。

△ | 一 · 1　攒竹

(一百零一)耳聋

手足少阳经及手太阳经，其脉皆入于耳，又《经》谓肾开窍于耳，故耳病多属于三经之邪，或由肾气衰弱使然。耳病多为聋，暴聋，重听，鸣聋等症，其因风热上袭于耳，耳多成聋；其因肾气虚弱，精枯不能上充于脑，滋养耳窍，渐至失聪，多成重听；其因劳伤气血过衰，风湿突然上乘，多成暴聋。耳鸣聋，耳中常闻鸣声，或如蝉鸣，或嘈嘈哝哝，或浑浑焞焞，以致不闻耳外之音而为聋也。耳窍，渐至失瑰，全项期，学干续。

| ≡ · 3　合谷　　| ≡ · 3　偏历　　| ≡ · 3　后溪　　| ≡ · 3　天窗
| ≡ · 年　肾俞　| ≡ · 3　束骨　　| ≡ · 3　中渚　　| ≡ · 3　液门
· 7　会宗　　　　· 5　三阳络　　| ≡ · 3　天井　　| ≡ · 3　侠溪

(一百零二)耳暴聋

| 五　天牖　　| 六 · 5　四渎　　· 5　三阳络　　△ | 一 · 3　足窍阴

(一百零三)耳鸣聋

△ | 一 · 3　商阳　　| ≡ · 3　阳溪　　| 　承泣　　　　| ≡ · 3　阳谷
| 八 · 3　肩贞　　　| 五 · 3　天容　　| ≡ · 5　听宫　　七 · 7　翳风
| ≡ · 3　听会　　　| 五 · 3　外关　　| 一 · 7　客主人　| ≡ · 3　浮白

(一百零四)耳重听

| ≡ · 3　耳门　　| 五 · 7　风池　　| ≡ · 3　侠溪　　| ≡ · 3　听宫
| 七 · 7　翳风　　| ≡ · 3　听会

(一百零五)耳鸣

耳鸣分虚实二者，其因手足少阳经及手太阳经之风热上逆耳鼓，以致鸣噪不休，以手按之而鸣愈甚者，此为实鸣；其因肾虚脑衰，不能养耳，耳中常闻鸣声，其音泊泊然，乍作乍息，以手按之而鸣止，或稍减者，此虚鸣也，或因鸣而不能远听者，此亦虚也。

| 一·3　前谷 | 三·3　腕骨 | 三·3　络却 | △|一·3　瘛脉 |
| ·7　颔厌 | 七·3　颅息 | 七·7　和髎 |

（一百零六）耳内实鸣
| 三·3　耳门　　| 一·3　后溪　　| 三　临泣　　| 一·3　液门
| 三·3　合谷　　| 三·3　阳溪　　| 五·3　大陵　　| 一·3　金门

（一百零七）耳内虚鸣
| 三·年　肾俞　　| 一·3　太溪　　| 八·7～100　三里　　| 一·3　合谷

（一百零八）耳鸣不能远听
| 三·年　肾俞

（一百零九）聤耳
即俗称灌耳心，因风热郁积耳心中，致灼耳中津液，结核至于生脓；亦有因洗浴水误入耳中，感湿伤耳成脓；或因别耳所伤，感热肿溃流脓。三者均感耳窍闭塞，久不能愈，以致成聋，宜早治之。

| 三·3　听宫　　| 三·3　下关　　| 三·3　耳门

（一百一十）聤耳生疮有脓汁
| 七·7　翳风　　| 三·3　合谷　　| 三·3　耳门　　| ·7　颅息
| 三·3　听会　　| 八·7～100　三里

（一百一十一）耳内或痒或痛
| 一·7　客主人　　| 三·3　听会　　| 三·3　合谷

（一百一十二）耳红肿痛
| 一·3　听会　　| 三·3　合谷　　| 四·3　颊车

（一百一十三）鼻塞

鼻为肺窍，气清则鼻通，或因风冷伤肺，津液滞凝；或火郁鼻窍，鼻气不宣，以致呼吸不利，香臭不闻，是其症象也。

｜≡ 迎香	△｜≡·3 上星	｜≡·3 合谷	｜四 风府
｜五·年 大椎	｜≡·3 前谷	｜≡ 眉冲	｜≡·3 曲差
｜·3 天柱	｜≡ 禾髎	｜≡ 承光	｜≡·3 玉枕
｜≡·7～49 囟会	｜≡·3 龈交	｜≡ 素髎	△｜一·1 厉兑
｜≡·3 人中	｜五·3 五处	｜≡·3 太渊	｜≡·3 兑端

（一百一十四）鼻渊

因风寒外郁而内热，则流清涕不止，甚则移热于脑，灼液下渗，多致鼻流臭涕不止，是名鼻渊，犹言涕流不止，如水之有渊也。

｜四 风府	｜≡·7～49 百会	｜五·年 大椎	·7～49 神庭
｜≡·7～49 前顶	｜≡·3 和髎	｜≡ 素髎	｜≡·3 通天
｜≡ 承光	｜≡·3 风门		

（一百一十五）鼻痔

多因肺中湿热上蒸鼻窍，致生瘜发疮，刺鼻作痛，是为鼻痔。

| ｜≡·3 龈交 | ｜四 风府 | ｜≡·3 风门 | ｜五·7 风池 |
| ｜≡ 迎香 | ｜≡·3 通天 | ｜≡·3 曲差 | △｜≡ 印堂 |

（一百一十六）鼻蚀疮

俗名鼻生蚁，此由鼻孔之内，被虫所蚀，久则鼻柱渐次因内蚀去下陷成坑，仅存两孔是也。

| ｜≡·3 龈交 |

（一百一十七）鼻齄

血热郁肺上注于鼻，以致凝于准部，而发赤，或红如鸡冠，或红赤如豕肝，俗名酒糟鼻者是。

| ｜≡ 素髎 | ｜≡·3 人中 | ｜≡ 迎香 | △｜≡·3 上星 |
| △ 鼻准 | | | |

(一百一十八) 鼻中干

| 七·5　悬钟

(一百一十九) 鼻准上肿

| 三　素髎　　　　　| 七·3　和髎

(一百二十) 鼻衄

耳目口鼻齿出血皆为衄，其主因由上动脉网之破裂，鼻衄即鼻流血也，多因于太阳营热不解，热循本经上头汇督，遂流下注于鼻，鼻中脉网最多最微，被多量热血胀裂壁管，遂流出而成鼻衄。然太阳之衄，必先现头痛，以其由督下鼻也；因其阳明郁热不解，循本经挟鼻上行，旁裂鼻脉亦成鼻衄，然必先衄而后头现微痛，或不现头痛，以其由下达头，此因衄而郁解也；其因热涌肺血，循气管上达于鼻，胀破脉网，亦成鼻衄，但不致头痛。故衄之原，由于反激，如外邪郁热于内，积盛破脉成衄，伤寒之衄也；如下寒格热于上，亦积盛上涌肺血以出鼻，此为虚痨之衄，医者宜详辨以治之，庶乎可愈。

| 三·3　合谷　　△| 三·3　上星　　　| 七·7　悬钟　　　| 三·7～49　囟会
| 三·3　偏历　　　| 三·3　心俞　　　| 四　风府　　　　| 六·7　噫嘻
| 三·3　涌泉　　　| 三·3　内庭　　　| 三·3　阴郄　　　| 三·3　人中
| 五·年　大椎　　　| 三·3　通天　　　| 三·3　京骨　　　△| 三　印堂
△| 一·3　少泽　　　| 三·3　膈俞　　　| 三·3　外关

(一百二十一) 口干燥口渴

阳明之脉，环唇挟口，足太阴之脉，挟咽连舌本散舌下，故《经》谓脾开窍于口。口中之唾腺三对，最大者为耳下腺，开口于上颚白齿附近之黏膜内，适当足阳明脉之循行；其次之颚下腺，在下齿之侧，亦当阳明脉行之冲；小者为舌下腺，在于舌下，与颚下腺同开口于舌下之黏膜内，适当足太阴之脉终点。故三经燥郁，则卫气之上循者，不能结成津液，以致唾腺分泌减少，而感口干，或灼液而化黏性之涎而成口燥，此近因也。口干及渴之源，由于津液，耳下腺虽富足阳明脉，然其分泌腺液之源，实由于肝脏热蒸，循少阳经上出，其热不足，则不能化气，致液少而渴，热有余者，则热蒸胆上行，致液枯口苦而消渴，是为厥阴之渴；颚下腺虽当阳明脉行之冲，但分泌之源，在脾脏热蒸，循阳经上出，热不足不能化气，则液微滞而渴，热有余则灼液成浓舌黄而渴，是为足太阴之渴；舌下腺虽当舌下足太阴脉之终点，而其分泌之源，实由于肾脏热蒸循本经上出，热不足不能化气，则液微而渴，热有余则蒸液舌黑而燥渴，是为少阴之渴。凡此均为致渴之源，其口干而不渴者，以热仅灼液于上也，渴而不口干者，以下虽热不足不能化气布津，以致中虽感渴，而上尚能泌液生津，口不致干也。

(一百二十二) 口干燥

| △|一·3 商阳 | ≡·3 二间 | ≡·3 三间 | △|一·3 关冲
| ≡·3 曲池 | △|一·1 窍阴 | ≡·3 不容 | △|一·3 少泽
| ≡·3 肝俞 | ≡·3 肺俞 | ≡·3 小肠俞 | ≡·3 尺泽
| ≡·3 曲泽 | ≡·3 大陵 | 四·5 期门 | △|一·1 少商

(一百二十三) 口干燥有黏涎

| 四·3 手下廉 | ≡·3 太溪

口渴

| ≡·3 人中 | 四·5 颊车 | ≡·7 地仓 | ≡·3 太冲

(一百二十四) 口苦

由肝燥蒸发胆液上升，分泌胆汁最苦，故致口苦也。

| ≡·3 胆俞 | 五·3 阳辅

(一百二十五) 口臭

多因热郁过久，以致化生臭气上达于肺，肺气以致不清，遂成口臭熏人，若经久不治，将蒸肺而成肺劳等症。

| △|一·3 少冲 | ≡·3 通里 | ≡·3 人中 | ≡ 劳宫
| △ 十宣 | △ 金津玉液

(一百二十六) 口噤不开

多因风邪乘虚上袭阳明经，郁积唇口而生是病，至其症象，口噤不能言，且不能张开也。

≡·3 合谷	四·5 颊车	≡·3 人中	五·3 支沟
七·3 翳风	≡·3 兑端	八·7～100 三里	≡·7～49 百会
△|一·1 厉兑	一·7 客主人	五·3 外关	≡·7 列缺
≡·3 内庭

（一百二十七）口喎

因风热所郁，致口之脉网燥强，遂牵引而喎斜。

≡·3 二间	≡ 丝竹空	≡·3 太渊	≡·3 合谷
≡ 迎香	≡·3 大迎	≡·3 内庭	△|一·1 厉兑
≡ 承光	≡·3 通天	≡·3 行间	≡·3 地仓
四·7 颊车	≡·3 人中

（一百二十八）口内生疮

此多因胃热上薰，或心火上炎，以致上盛下衰，致口内生疮也。

| ≡ 劳宫 | △ 十宣 | △ 金津玉液 | △ 海泉 |

（一百二十九）口中热

因经郁热上浮于口，致口中感热也。

| ≡·3 合谷 | 八·7～100 三里 | 五·3 大陵 | ≡·3 大钟 |

（一百三十）颊车蹉开张口不合

因风热上涌，或血衰筋痿，以致是症，俗称为落糟风。

| ≡·3 阴交 | ·7～100 神道 | ≡·3 颊车 |

（一百三十一）口眼喎斜

因风邪乘热上郁于阳明，以致脉网燥强，牵引口眼，向左或向右而时现喎斜。

≡·3 颊车	≡·3 合谷	≡·3 地仓	≡·3 人中
≡·7 承浆	≡·7～49 百会	≡ 承泣	七·7 翳风
≡·3 脘骨	一·7 客主人

（一百三十二）唇病

阳明之脉环唇挟口，故唇病多属于阳明，前人谓唇属于脾，亦因脾胃相表里而互络故也。

（一百三十三）唇焦

| ≡ · 3　三间　　　| 六 · 7　下巨虚

（一百三十四）唇肿

| ≡　迎香　　　| 四 · 5　膺窗　　　| ≡ · 3　太冲

（一百三十五）唇动状如虫行

| ≡ · 3　人中　　　| ≡ · 3　大迎

（一百三十六）唇吻强

| 八 · 7　角孙　　| ≡ · 3　耳门　　| ≡ · 3　兑端　　| ≡ · 3　地仓
| ≡ · 3　正营

（一百三十七）唇裂

△| 一 · 1　厉兑

（一百三十八）唇颊肿痛

| ≡ · 7　巨髎

（一百三十九）齿痛

足阳明之脉入于上齿，故上齿痛多属足阳明经，手阳明之脉入下齿，故下齿痛多属于手阳明经，又齿属于肾，故足少阴病亦多齿痛也。

| ≡ · 3　太溪　　| ≡　颧髎　　| ≡ · 3　听会　　| ≡ · 3　浮白
| ≡ · 3　正营　　| ≡ · 3　偏历　　△| 一 · 3　商阳　| ≡ · 3　二间
| 八 · 7～100　三里　| ≡ · 3　大迎

(一百四十) 齿龋痛

即俗名虫牙痛也。

|三・3 阳谷　　|三・3 小海　　|三・3 正营

(一百四十一) 齿龋

|三・3 复溜　　|六・7 角孙　　|三・3 耳门　　|一・7 客主人

|三・3 冲阳　　|三・3 少海

(一百四十二) 上齿龋痛

|三・3 内庭　　△|一・3 厉兑

(一百四十三) 下齿龋痛

|三・3 合谷　　|三・3 三间　　|六・3 四渎　　|一・7 承浆

(一百四十四) 齿龈痛

|三・3 兑端

(一百四十五) 齿龈肿

|八・7 角孙　　|三・3 天冲　　　△ 患处

(一百四十六) 齿噤

|三・3 天窗　　|十・3 天容

(一百四十七) 齿寒

|三・3 偏历　　|三・3 少海

(一百四十八) 齿不能嚼物

|八・7 角孙　　|三・3 听会

(一百四十九) 牙车脱臼

|三・3 听会　　|三・3 下关

（一百五十）牙车痛

｜四·3　颊车

（一百五十一）舌强

舌为心之苗，又足太阴之脉上连舌本散舌下，足少阴之脉上循喉挟舌根，故舌病多属于心、脾、肾三经，舌强多因寒郁舌之脉网，致失其敏活而感强急也。

△｜一·3　少泽　　△｜一·1　中冲　　△｜一·1　窍阴　　｜八·5　滑肉门

｜三·3　大迎　　·7　聚泉　　｜三　哑门　　｜三·3　商丘

（一百五十二）吐舌

多因于心热上乘风邪所致。

｜三·3　温溜　　｜八·5　滑肉门　　｜三·3　阳谷　　｜三·3　筑宾

｜三·3　三间

（一百五十三）舌肿

因热郁积于舌而成肿，肿之甚者为重舌。

｜三·3　廉泉　　△　金津　　△　玉液　　｜三　哑门

（一百五十四）舌纵

即舌纵弛也，多因湿郁脉网而放弛，足少阴之脉上循喉夹舌根，故舌纵取肾经之穴治之。

｜三·3　廉泉　　｜三·3　然谷　　｜四·3　阴谷

（一百五十五）舌本强痛

脾足太阴之脉上连舌本，故脾经为病，舌本必强痛也。

｜三·3　商丘

（一百五十六）舌本出血

｜三·3　商丘　　｜三·3　头窍阴

（一百五十七）舌根急缩

多因热结于舌本，而成急成缩。

|≡　哑门

（一百五十八）舌急不语

|≡　哑门

（一百五十九）舌卷

因三焦燥结上焦至舌成卷。

△|一·1　关冲

（一百六十）喉痹

痹俗作闭，即不仁也，症象即喉头为胀，或肿或痛或麻木，其在喉内之旁，突起如蚕蛾，状为乳蛾，分双单乳蛾，一旁有者为单蛾，两侧俱起者为双蛾；其较乳蛾，突起稍小者为喉闭，亦分单喉闭，双喉闭。其喉外肿胀发痒者为喉风，暴发暴死者为走马喉闭，又舌下肿胀连喉部为木舌胀，成子舌状者为子舌胀，本强硬不和也。凡此均因于热结上焦，不能外越，以致上浮于喉，遂生各病，宜按后列各穴，审取有效急治之可也。

△|一·3　少商（宜重刺出恶血）　|≡·3　云门　|≡·3　尺泽
|≡·3　二间　|≡·3　合谷　|≡·3　偏历　|≡·3　温溜
|四·3　天鼎　|≡·3　缺盆　|六·7　下巨虚　△|一·1　厉兑
|≡·5　通里　△|一·3　少泽　|≡·3　然谷　|五·3　大陵
△|一·1　关冲　|≡·5　天井　|≡·3　浮白　|≡·3　完骨
|六·3　阳交　|六·3　阳辅　|七·5　绝骨　△|一·3　窍阴
|五·3　曲池　|八·7～100　三里　|≡·3　丰隆　|五·3　天容
|≡·3　涌泉　|≡·3　华盖　|≡·3　璇玑　|≡·3　前谷
|≡·3　三间　△　金津　△　玉液　△　十宣

（一百六十一）喉中鸣

因气上冲激有声而为鸣，甚或鸣如水鸡之声。

| △ | ー・3 少商　　| 四・3 天鼎　　| 四・3 扶突　　| 四・3 天溪
| 二・3 大钟

(一百六十二) 喉中干燥

因燥郁气管，致泌液缺乏而感干燥也。

| 三 鱼际　　| 三・3 偏历　　| 三・3 鸠尾　　・7～14 膻中
| 三・5 璇玑

(一百六十三) 咽干

因咽头干燥分泌缺少而感干燥也，足手少阴之脉，均上挟咽，故咽病多属于心、肾二经也。

| 三・3 神门　　| 三・3 照海　　| 三・3 偏历

(一百六十四) 咽中痛

| 三・3 涌泉　　| 三・3 蠡沟　　| 三・3 内庭

(一百六十五) 咽肿

| 三・3 然谷　　| 三・3 涌泉　　| 三・3 华盖　　| 十・5 天突
| 三・5 太溪　　| 三・3 孔最　　| 三・3 液门　　| 三・3 气舍

(一百六十六) 咽中如梗

| 三・3 间使

(一百六十七) 咽冷

| 十・5 天突

(一百六十八) 咽中生疮

| 十・5 天突

(一百六十九) 咽痛

| 三・3 璇玑

(一百七十）咽喉肿痛
| 四　风府

(一百七十一）咽喉中痛
| 四・5　膝关

(一百七十二）咽喉痛肿
・3　人迎　　　|≡・3　水突　　　|≡・3　气舍

(一百七十三）颊颔肿
阳明少阳之脉，均上行至颊达颔，故颊颔之病，多属阳明少阳也。
|≡・3　手三里　|四・3　颊车　|≡・3　小海　|五・3　天宗
|七・7　翳风　|≡・7　曲鬓　|≡・3　侠溪　△|一・1　商阳

(一百七十四）颊肿
|≡・3　天窗　|七・3　和髎　|≡・3　完骨　|≡・3　大迎

(一百七十五）颔肿不可以回顾
|≡・3　小海

(一百七十六）颊痛
△|≡・1　攒竹

(一百七十七）颈痛
颈为阳明脉上循之地，颈项之间属少阳，项属于太阳，故宜按所病之部分，依经取穴以治之。
|≡・3　附分　△|一・3　厉兑　|≡・3　大迎　|≡・3　合谷
|≡・3　涌泉

(一百七十八）颈肿
△|一・3　厉兑　|≡・3　合谷

(一百七十九) 颈项痛

|≡·3 小海　　|八·7 臑俞　　|≡·5 天井　　|≡·3 外丘

(一百八十) 颈项肿

|≡·5 前谷　　|≡·3 腕骨　　|≡·3 丘墟　　|十·5 天突

(一百八十一) 颈项强

|≡·3 通天　　|·7 京骨　　|·7 臂臑　　|≡·3 清冰渊
|八·3 天髎　　|·7 本神　　|七·5 绝骨　　|≡·3 龈交
|五·7 风池　　|≡·3 气舍

(一百八十二) 项痛

|≡·3 通谷

(一百八十三) 项强

|≡·3 支正　　|≡·3 大杼　　△|一·1 少泽　　|≡·3 少海
|四　风府　　|≡·5 强间　　|≡·3 束骨　　|五·年[1]大椎
|五·3 天柱　　|五·7 魄户

(一百八十四) 眉发堕落

因大风上郁而成，所谓厉风症是也。

△|五　委中（宜刺四耕[2]紫络出恶血）

(一百八十五) 毛发焦脱

因胃气不能上行养发，致毛发焦枯，终致脱落。

|八·7 下巨虚

(一百八十六) 百病皆治

|≡·7～44 百会（宜于灸）　　|八·7～100 三里

---

[1] ·年：原文为"以年灸"。
[2] 耕：当作"根"。

（一百八十七）无所不疗

- 100～500　膏肓俞（宜于虚势诸病）

第二节　肩臂至手指
（肩、臂、膊、腋、肘、腕、手、掌、指）

（一）肩痛

手三阳经俱循肩上头，手阳明行肩之前，手少阳行肩之中行，手太阳行肩胛。故肩前之病多属阳明，肩中行病多属手少阳，肩胛之病多属手太阳，又足太阳亦循入肩胛，足少阳亦循于肩中至肩井，治病者宜按其部分，依经取穴以治之可也。

|八・3　臑俞　　　|三・3　秉风

（二）肩痛臂不举

|三・3　云门　　　|八・7　章门　　　|三・3　阳池　　　|三・3　浮白
|三・3　清冷渊

（三）肩胛痛

|六・3　肩外俞

（四）肩胛内廉痛

|七・3　京门

（五）肩胛热痛

|五・3　曲垣

（六）肩中热

|六・7　肩髃

（七）肩重不能举

|五・5　肩髎

（八）肩肿

│≡·3　太冲

（九）肩似拔兮臑似折

│≡·3　小海

（十）肩欲折臂如拔手不能自上下

│≡·3　养老

（十一）肩肿引胛中痛

│六·5　臑会

（十二）肩髆痛

魄户

（十三）肩臂痛

│≡·3　尺泽　　　│≡·3　清冷渊

（十四）肩臂痠

│≡·3　支沟

（十五）肩臂痠疼

│≡·3　养老　　　│五·3　天宗

（十六）肩臂强不得伸屈

│≡·3　巨骨

（十七）肩背急引缺盆中痛

△│一·1　商阳

(十八) 肩引胸臂挛急

|三·3　居髎

(十九) 肩臑肘臂后廉疼

|三·3　小海

(二十) 缺盆中痛

|三·3　缺盆　　|三·3　太渊

(二十一) 缺盆中热

|八　　肩贞

(二十二) 缺盆中肿痛

|五·3　阳辅

(二十三) 臂痛

臂之内侧属手三阴经，外侧属手三阳经，故臂病宜按其病属于何经，审治之无不应也。

|三·3　前谷　　|三·3　尺泽　　|五·3　肩髎　　|三·3　天池
|五·5　肩井　　|三·7　臂臑　　△|一·1　少泽　　|三·3　肘髎

(二十四) 臂外侧不举

|三·3　阳谷

(二十五) 臂内廉痛

|三·3　太渊　　|六·3　天泉

(二十六) 臂痠痛无力

|五·3　臑会

(二十七) 臂无力
|六·3 肩髃

(二十八) 臂痠
|二·7 少府　　　|八·3 臑俞

(二十九) 臂肿痛
|三·5 乳根

(三十) 臂臑疼
|五·7 曲池　　　|三·7 巨骨

(三十一) 臑臂内后廉痛
△|一·3 少冲

(三十二) 臑臂肘痛提物不得
|三·3 天井

(三十三) 臑肘挛臂不举
|三·3 尺泽

(三十四) 腋肿
腋属手三阴经循入胸中之处，曲腋属厥阴，曲腋之后属少阴，曲腋之前属太阴，宜按所病之部分属于何经以审治之。
|五·3 大陵　　　|三·3 间使　　　·3 承筋

(三十五) 腋肘肿痛
|三·3 小海

(三十六) 腋肘挛急
|二·3 少府

(三十七) 腋下肿

|三·3 天池　　|五·3 阳辅　　|五·3 丘墟　　|三·3 胆俞

|七·3 委阳

(三十八) 肘挛

肘之内外适为手三阴三阳之合穴，故肘病亦宜就病之属于何经，酌量取穴以治之斯可也。

|三·3 间使　　|五·3 内关　　☆|三·3 外关

(三十九) 节弛肘废

☆|三·3 支正

(四十) 肘臂痛不可举

△|一·1 关冲　　△|二·3 液门

(四十一) 肘臂手腕不时动摇

|三·3 曲泽

(四十二) 肘臂厥痛屈伸难

|三·3 孔最

(四十三) 肘缓不收

☆|三·3 外关

(四十四) 肘细无力筋缩，提物不得，挽弓不开，屈伸难

|五·7 曲池　　|五·3 肩髃

(四十五) 手腕无力

腕之内外适当俞穴之位，宜按经审穴或切近取穴以治之。

|三·7 列缺

(四十六) 手腕折伤提物不得

┃ 三 • 3　阳池

(四十七) 手腕痛

┃ 三 • 5　颔厌

(四十八) 手臂不仁

┃ 三 • 3　手三里

(四十九) 手臂红肿

┃ 一 • 5　上都　　• 1～5　中都　　┃ 一 • 5　下都　　┃ 五 • 7　曲池

(五十) 两手不能向头

┃ 五 • 5　肩井

(五十一) 手臂不得伸屈

外关

(五十二) 手不能举动

肩柱骨

(五十三) 手臂寒

┃ 三 • 7　神门

(五十四) 手挛缩

┃ 五　伏兔

(五十五) 手卷不伸

┃ 二 • 7　少府

(五十六) 手节痛
・7 小骨空

(五十七) 手挛指痛
△ | 一・3 少商

(五十八) 手颤
| ≡・3 少海

(五十九) 手中风热
| 五・3 内关

(六十) 手疼
・7 龙玄

(六十一) 手病
| 一・7 高骨

(六十二) 手心热
| 五・3 大陵

(六十三) 掌热
△ | 一・3 少商　　　| 五・3 大陵

(六十四) 手不握十指尽痛
| ≡・3 支正　　　| ≡・3 外关

(六十五) 手不及头指不握
| ≡・3 孔最

(六十六) 手五指不得屈伸
|≡·3　中渚

(六十七) 五指拘挛
·5　五虎

(六十八) 五指端痛
|≡·3　涌泉

(六十九) 掌中热
|≡　经渠　　　|≡·3　太渊　　　|≡·7　神门　　　|≡·3　少府
|≡·3　间使　　△|—·1　中冲　　|≡·7　列缺

第三节　胸腹至前阴
（胸、胁、腹、脐、少腹、前阴）

(一) 胸痛
胸痛分胸痹结胸，胸痹为寒湿闭逆而痛，结胸为寒、热、气、水、痰、血凝结胸膜而为痛，手足十二经及任脉，均能循入胸部，宜各依其所痛之部位，按经审穴治之。
|≡·3　乳根　　|六·3　天容　　|≡·3　浮白　　|≡·3　丰隆
|八·7~100　上脘　|≡·5　玉堂

(二) 胸中痛
|≡·7　少府　　　|四·7　俞府　　　|≡·3　侠溪

(三) 胸满
胸满多因气结膜中而觉满，满之甚为胀为肿，故满多属于气病也。
|≡·3　通谷　　　　　|≡·3　鸠尾　　　　|≡·3　足临泣
|≡·3　大杼（胸满郁郁）|≡　经渠（烦胀）　|≡·3　大都（同上）

三·3 太白（同上）	三·3 中府（喘气）	三·3 阳溪（同上）
三·3 缺盆（同上）	四·5 膺窗（短气）	三·3 肺俞（同上）
三·3 神堂（气逆）	△ 一·1 关冲（气哽）	三·5 天突（气哽）
三·3 云门（胸中烦满）	三·3 乳根（同上）	五·7 曲池（同上）
五·100 天枢（同上）	三·3 阴郄（同上）	五·3 天容（同上）
六·3 天髎（同上）	三·3 神封（不得息）	三·3 浮白（同上）
四·3 天溪（满痛）	三 厥阴俞（胸满呕吐）	七·3 委阳（满胀）
六·3 阳交（满肿）	六·3 外丘（胀满肤痛）	·7～44 膻中（胸中满如塞）
三·5 缺盆（胸中热满）	三·3 风门（同上）	四·5 期门（血结胸满）
△ 一·1 商阳（胸中气满）	·3 人迎（同上）	六·3 辄筋（暴满）
△ 一·1 隐白（同上）		

（四）胸中痰饮

因痰涎壅塞胸膈而为饮症。

| 六·7～49 巨阙 | 六·7～100 足三里 | 三·3 丰隆 |

（五）胸中瘀血

多因损伤血积胸膜，久则成瘀。

| 三·7 巨骨

（六）胸中烦热

因热郁胸中不克外越，致成烦热。

| 五·5 期门 | 三 阴陵泉 |

（七）胸中澹澹

因手厥阴经气逆内达，致成澹澹之状。

| 三·3 间使

（八）胁痛

足少阳之脉行身之侧，故胁病多从胆治，又手厥阴脉，及手少阴亦循近胁部，故亦能治胁病也。

△|一・3 足窍阴　|八・7 章门　　・7 青灵　　　|≡・7 神门
　|≡・3 劳宫　　|≡・3 头窍阴　|≡・3 中膂俞

(九) 胁满痛
|≡・7 极泉

(十) 胁下积气
|五・3 期门　　|≡・3 梁门

(十一) 胁下满
|≡　阴陵泉　　|≡・5 脾俞

(十二) 胁下热痛
|五・3 阴都

(十三) 两胁急痛
|九・7 志室　　|≡・3 肝俞

(十四) 胁彻背痛
|≡・3 云门

(十五) 胁肩痛
|五・3 不容

(十六) 两胁胀满
|≡・年　肾俞

(十七) 胁腋肿
|≡・3 支沟

(十八) 胸胁支满

支满者，如有物支持而胀满也，多因气病使然，即胸满连及于胁也。

三·5 气户（喘急）	三·5 库房（咳逆上气）	四·5 食窦（喘引胸背痛）
四·3 胸乡（同上）	三·年 胃俞（咳逆）	三·5 步廊（同上）
六·3 天泉（同上）	三·3 劳宫（喘痛）	三·3 侠溪（同上）
三·3 太冲（同上）	八·7 章门（同上）	三·9 璇玑（咳逆上气）
五·3 期门	三·3 华盖（同上）	五·3 丘墟（痛不得息）
三·3 云门（短气）	五·3 大陵（短气痛）	

(十九) 胸胁痛无常处

△ | 一·1 至阴　　| 六·3 阳辅

(二十) 胸胁痛

| 三·3 行间　　| 七·3 大包

(二十一) 胸中胁肋痛

| 六·3 阳辅

(二十二) 膈间雷鸣常有水声

多因水气停蓄胸膈，冲激鸣如雷响，故常兼水声也。

| 四·5 食窦　　| 三·3 天池

(二十三) 胸中引腰背腋胁俱痛

| 六·7 譩譆

(二十四) 乳肿痛

| 三·3 梁丘　　| 八·7～100 三里

(二十五) 腹痛

腹痛为寒或热，郁于腹膜之间，寒则收缩，脂油凝闭，脉膜所附之神经，被收缩牵激而为痛，热则膨胀，神经亦被刺激而为痛，通常则分为虚痛实痛二者，其腹痛按之痛减者为虚，按之痛反增者爲实也，又有因气血积聚膜中，或饮食停滞腹中，亦致腹痛，宜酌量其病象按穴治之无余义矣。

| ≡·3 外陵 | 八·7 足三里（食不下也） | ≡·3 地机（不嗜食）
| 八·7 上脘（身热） | ·3 督俞（肠鸣） | ≡·3 温溜（同上）
| ≡·3 商丘（肠鸣不便） | ≡·3 阳纲（肠鸣食不下） | ≡·3 鱼际（同上）
| 八·7 阴交（急痛如刀切） | ≡·3 丰隆（同上）

(二十六) 腹胀

因气郁膜层，致成痞胀。

| ≡·5 中府 | ≡·3 大都（喘满） | ≡·3 太白（食不化）
| 五·5 血海（气逆） | ≡·3 脾俞（引胸背痛） | ≡·年 胃俞（肠鸣）
| ≡·3 商丘（同上） | 八·7～100 足三里（同上） | ≡·5 复溜（如鼓）
| 八·7 章门（同上） | 七·3 京门（寒热引背痛） | 五·100 天枢（身热不便）
| 八·7～100 中脘（暴胀） | 八·7～100 上脘（气满） | 巨阙（同上）
| ≡·3 解溪（大便下重）△ | 一·3 隐白（喘满） | 四·5 阴谷（气胀）
| ≡·5 大肠俞（同上）

(二十七) 腹中积聚

积者积留不散，聚者时聚时散也，积多因于气，聚多因于血，男子名为疝癖，女子名为癥瘕是也。

| 七·3 冲门 | 六·5 府舍 | 十·5 商曲

(二十八) 坠堕恶血留腹内

| ≡·3 然谷

(二十九) 腹有逆气上攻

| ≡·3 气冲 | 八·7～100 三里

(三十) 腹中诸气疼不可忍
・14 中泉

(三十一) 腹寒
│八・5 会阳

(三十二) 腹中寒
│八・7～100 三里

(三十三) 腹坚
│五・7 胞肓　　│五・7～100 石门　　│二・3 冲阳　　│三 阴陵泉
│五・5 期门　　│八・7～100 中脘　　│八・7～100 下脘

(三十四) 腹肿
△│一・3 大敦　　│八・7～100 气海

(三十五) 腹中虚冷
・3～100 神阙　　│三 阴陵泉　　・3～13 冲门

(三十六) 腹热
│八・7～100 足三里　　│八・7～100 中极

(三十七) 臌胀
○│四・3 公孙

(三十八) 腹中气胀绕脐切痛
│三・3 大肠俞

(三十九) 腹中气走挟脐急疼
│八・5 关门

(四十) 腹痛绕脐

• 7～100　神阙

(四十一) 脐中痛

△｜一・3　大敦

(四十二) 脐下切痛

｜≡・3　四满　　｜五・100　天枢　　｜≡・3　三阴交　　｜八・7～100　阴交

(四十三) 脐下冷气

｜八・7～100　气海

(四十四) 脐下厥气动

｜八・7～100　下脘

(四十五) 脐下热

｜八・7～100　阴交

(四十六) 脐下结血状如覆杯

｜八・7～100　关元

(四十七) 脐下积气如石

｜≡・3　蠡沟

(四十八) 脐下积块

｜八・7～100　中极

(四十九) 少腹痛

少腹之病多属肝肾二经，凡痛胀坚肿各病，均宜就肝肾二经或切近审穴治之可也。

｜≡・3　照海　　△｜一・3　大敦　　△｜≡・3　涌泉　　｜七・3　京门

| 六·7 石门（疒丙病） | 三·3 中都 | 六·3 曲泉 | 四·3 交信
| 三·年 肾俞 | 三·3 肝俞 | 六·3 髀关

（五十）少腹胀
| 六·7～49 巨阙 | 三·3 蠡沟 | 五·5 大巨
| 三·3 内庭

（五十一）少腹满
| 五·3 手下廉 | ·3 横骨 | 五·3 幽门

（五十二）少腹坚
| 八·7～100 三里 △| 五 委中 | 五·3 丘墟

（五十三）少腹寒
| 八·7～100 中极

（五十四）少腹热
| 六·3 辄筋 | 七·3 日月 | 十·5 中注

（五十五）阴痛
足厥阴之脉，入毛绕阴器，故阴器之病，多取肝经之穴，或切近之穴以治之。
| 三·3 太冲 | 九·7 志室

（五十六）阴内痛
| 八·7～100 中极 | 三·3 商丘

（五十七）阴头痛
·3 会阴

（五十八）阴头中痛
△| 一·3 大敦

(五十九) 阴肿痛

│六・3　曲泉　　　│☰・3　志室　　　│☰・3　昆仑（痛）

(六十) 阴茎痛

│☰・3　三阴交　　│六・3　曲泉　　　│☰・3　列缺

(六十一) 茎中痛

│☰・3　行间　　　△│一・3　大敦

(六十二) 阴偏痛

│六・5　合阳

(六十三) 阴偏大

△│一・3　大敦

(六十四) 阴窍中热皮疼

・3　会阴

(六十五) 阴茎挺长

☆│☰・3　蠡沟

(六十六) 阴囊茎暴痒

○│☰・3　蠡沟

(六十七) 阴萎茎痛

・3　气冲　　　　│四・3　阴谷

(六十八) 阴端寒

・3　会阴

(六十九) 阴汗
| 四·3　交信　　　| 八·7~100　阴交（湿痒）

(七十) 阴急
| 七·5　绝骨　　　| 四·3　交信

(七十一) 阴卵缩
| 八·7~100　气海

(七十二) 两丸蹇缩
| 三·3　太冲

(七十三) 睾丸卒痛
| 三·3　蠡沟

(七十四) 两睾丸蹇痛
| 八·7~100　阴交　　·3　气冲

(七十五) 阴卵上入小腹
| 十·5　五枢　　　| 六·7　石门

(七十六) 阴上入小腹
△| 三·3　大敦

(七十七) 阴缩入腹相引痛
| 四·5　中封

(七十八) 阴卵上入腹引茎中痛
| 五·5　归来

（七十九）阴痒阴痛偏坠

│二・7　少府

（八十）阴痒而热

│八・7～100　中极

（八十一）阴生疮

│三・3　膀胱俞

（八十二）阴臊臭

△│一・3　少冲

（八十三）阴中诸病

・3　会阴

第四节　肩背至肛门
（背、肩背、脊、腰、腰脊、背胸、腰髋、胯、髀枢、尻、肛门）

（一）背痛
足太阳之脉，及督脉循行背部，故背部诸病，宜取膀胱经穴及督脉之穴审其有效者，以治之，无不应也。

（二）背偻
即背屈是也。

│三・3　肺俞　　│九・7　志室　　│五・3　膈关　　│五・7　意舍
│六・7～49　巨阙

（三）背发痈疽
即痈疽发于背部也，痈者壅也，属阳发肌肉间，疽则属阴发筋骨之间。

│五・5　风门　　△│一・3　至阴　　│二・3　通谷　　│三・3　束骨
│三・3　京骨　　│三・3　昆仑　　△│五　委中

（四）背膂寒

|三·7 次髎

（五）背拘急不可俯仰

|三·3 蠡沟

（六）背中气上下行

|五·3 至阳

（七）背膊拘急

|五·年 大椎

（八）肩背痛

即肩及背相连而痛，或肩痛引背，或背痛引肩，或肩背皆自痛，宜详其病象按经治之。

|三·3 中府　　|三·3 太渊　　|三·3 二间　　|五·3 不容
|三·3 附分　　|三·3 昆仑　　|五·3 天柱

（九）肩背急

|三·3 三焦俞　　|五·3 神堂　　|三·3 昆仑

（十）肩背寒痉

即肩背因寒而起痉挛也。

|七·3 京门

（十一）脊痛

背之中行为脊属于督脉，又足太阳为病亦多病脊，故脊病宜取督脉及膀胱经穴治之。

|三·年 胃俞　　|三·3 脾俞　　|三·3 人中　　|五·年 大椎

(十二) 脊强

| 八·7 章门 | 五·5 陶道 | 五·3 筋缩 | 二 哑门 |
| 三·3 大肠俞 | 五·5 膈关 | 五·3 五处 |

(十三) 夹脊里痛

| 三·3 中膂俞

(十四) 背脊引痛

| 五·5 胃仓

(十五) 腰痛

足太阳少阳少阴厥阴为病，俱致腰痛，其痛在肾俞附近者属足少阴，痛在脊旁三四寸之间者，属足太阳，痛在胁下附近者且牵绕季胁带脉之四周者，属足少阳，其痛由肝经循行牵引腰痛属足厥阴，宜依其所病之部分按经取穴以治之。

三·3 大肠俞	三·5 气海俞	△｜五 委中	三·7 关元俞
三·3 中膂俞	三·3 次髎	三·3 下髎	五·3 秩边
·3 承筋	五·3 附阳	三·5 京骨	三·3 行间
八·7 章门	八·7～100 气海	·年 肾俞	三·3 涌泉
○｜三·3 大钟	·3 太溪	四·3 阳辅	·3 气冲
三·3 地机	二 阴陵泉

(十六) 腰溶溶如坐水中

| 四·3 阳辅

腰腹纵溶浴如囊水之状。

| 六·7 带脉

(十七) 腰痛连季胁绕脐

| 六·7 带脉 | 三·3 丘墟

(十八) 腰重挟脊沉沉然

△ | 五　委中

(十九) 腰寒如水

| 三・年　肾俞

(二十) 腰以下至足不仁

| 三・3　次髎

(二十一) 腰脊痛

| 三・3　大钟　　| 五・7　身柱　　| 三・3　束骨　　| 三・3　大杼
| 三・3　白环俞　| 五・7　至阴　　| 五・7　胞肓　　| 八・7～100　腰俞

(二十二) 腰脊强

| 三・3　中膂俞　| 九・7　志室　　| 三・3　三焦俞　| 五・7　水分
| 三・3　悬枢　　| 七　　殷门

(二十三) 腰脊强痛

| 三・3　尺泽　　| 三・3　肺俞

(二十四) 腰脊内引痛

| 三・3　合谷　　| 三・3　昆仑　　| 三・3　复溜

(二十五) 腰脊冷痛

| 八・7　章门　　| 三・3　白环俞

(二十六) 腰脊相引如解

| 七・3　承扶

(二十七) 气上下引腰脊痛

| 十・5　中注

(二十八) 腰胯痛

｜☰·3　丘墟　　　｜五·3　环跳

(二十九) 腰髋痛

｜五·3　白环俞　　｜☰·3　天井

(三十) 腰髋冷痹

因寒湿闭结凝而不通，致成冷痹。

｜一·3　申脉

(三十一) 腰腹相引痛

因邪自带脉达于腹部，故相引作痛。

｜五·3　命门　　　｜☰·3　带脉

(三十二) 腰引小腹痛

邪从胆经循髀入毛达小腹，故引小腹痛。

｜八·3　居髎　　　｜☰·3　太冲

(三十三) 腰尻引小腹痛

因邪自足太阳循尻上小腹，故相引作痛。

｜☰·3　昆仑　　　｜六·3　阴包

(三十四) 背胸热汗出

因肺有实邪外达胸背，肺主皮毛故热蒸汗出。

☆｜☰·7　列缺

(三十五) 背部寒栗

因肺虚寒邪客于胸部，致成寒栗。

○｜☰·7　列缺

(三十六) 背胸拘急

| 二　经渠

(三十七) 背胸痛

| 二　鱼际　　　| 三・3　气户　　　| 五・3　风门

(三十八) 髀枢痛

足太阳少阳之脉，均自髀下循至足，故髀枢痛，属于二经，宜从二经审穴治之。

| 三・3　丘墟　　　| 六・3　阳辅　　　| 三・3　束骨　　　△| 一・3　至阴

| 三・3　附阳

(三十九) 髀不可曲

| 三・3　束骨　　　| 三・3　昆仑　　　| 五・3　环跳

(四十) 髀枢内痛

| 四・3　交信　　　| 三・3　阴陵泉

(四十一) 脱肛

因邪郁于直肠，肛门处之阔约筋及脉网均萎弛，致直肠下坠脱出肛外。

| 一　・7~49　百会　　　・3~100　神阙　　　| 三・7~49　长强

| 三・3　内关　　　| 三・3　二白

第五节　自髀枢下至足趾

（腿、股、膝、骭、胫、腘、腨、跗、脚、趾）

(一) 外股肿

凡邪郁皮下膜层，多致成肿，外股适当足太阳由髀至腘之地，故外股肿宜取足太阳穴以治之。

| 七　殷门　　　| 五・3　附阳

(二) 股内经络急

凡经络拘急，多因燥郁牵强而成。

| 六·3　髀枢　　　| 三　阴陵泉

(三) 股胻痛

凡痛因邪郁脉网，寒则收缩牵掣神经末梢，热则膨胀亦刺激神经末梢，均足致痛。

| 五·3　附阳　　　| 八·7～100　三里　　　| 七·7　绝骨

(四) 股内廉痛

| 四·7　阴谷　　　| 三·3　涌泉

(五) 腿胻痠

凡痠多因寒邪郁滞膜层，刺触神经末梢，感觉成痠。

| 五·3　丘墟　　　| 三·3　然谷　　　| 三·3　临泣　　　| 三·3　太冲
| 三·3　申脉

(六) 胻肿

| 六·3　曲泉　　　| 五·3　条口

(七) 膝股胻肿

| 三·3　解溪

(八) 膝痛

| 五　委中　　　| 四·3　阴谷　　　| 六·3　阳交

(九) 膝冷痛

| 三·3　上髎

(十) 膝关痛

| 四·3　曲泉

（十一）膝中痛

| ≡·3　犊鼻　　　　　|二十五　内外龙眼

（十二）膝内廉痛

| ≡·3　三阴交　　　|四·3　膝关

（十三）膝膑肿痛

△|一·3　厉兑

（十四）膝肿

| ≡·3　巨髎　　　　|八·7　上巨虚

（十五）膝胻痠痛

|八·7～100　三里　　| ≡·3　太白　　　|六·5　合阳

（十六）膝胻痛

|七·7　绝骨

（十七）膝痛不可伸屈

| ≡·3　大杼　　　|五　阳关　　　　|六·3　阳陵泉　　　|六·3　阳交
|六·5　光明

（十八）膝冷

|六·3　髀关　　　　|五　伏兔

（十九）膝痿

凡痿多因寒湿风三者，郁闭过甚，致筋脉痿废，亦有湿热过甚，大痛后，筋被热气蒸发，而成痿也。

|八·7～100　三里　　| ≡　漏谷

(二十) 膝不得转侧伸缩
| 五·3　环跳

(二十一) 膝下浮肿
| 五·3　阳辅

(二十二) 膝外至绝骨外踝痛
| 五·3　阳辅

(二十三) 伏兔胻外廉至足跗上皆痛
△ | 一·3　厉兑

(二十四) 膝拘急
| 三·年　肾俞

(二十五) 膝脚无力
| 三·3　膀胱俞　　| 五·5　风市　　| 五·3　白环俞　　| 三·3　申脉

(二十六) 腘如结踝如裂
| 三·3　昆仑

(二十七) 腘如结腨如裂
| 三·3　束骨

(二十八) 腨痛
| 三·3　筑宾　　　| 七·3　承山

(二十九) 腨肿
| 三·3　昆仑　　　| 三·3　飞扬

(三十) 胫枯
○│≡·3　丰隆

(三十一) 胫寒
│≡·3　膀胱俞　　│五·3　条口　　│≡·3　涌泉

(三十二) 胫外急筋
│五·3　浮郄

(三十三) 胫不仁
不仁者，即感麻木而缺知觉之谓，不仁之甚，则必毫无知觉，多因湿寒过甚，凝滞不散，终致神经麻痹而失其灵敏作用。

·3　承筋

(三十四) 足跟痛
│≡·7　仆参　　│七·7　承山　　·5　承筋　　│六·3　下巨虚

(三十五) 足下痛
│五·3　条口　　△│一·3　至阴　　│≡·3　涌泉

(三十六) 足胕热
│六·3　光明

(三十七) 足胕寒
△│一·1　厉兑　　│≡·3　复溜

(三十八) 足不任
即足软弱不能任重是也。

│≡·3　天柱

(三十九) 脚痛

│ ≡·7　髋骨　　│ 五·3　条口　　│ ≡·3　小肠俞

(四十) 脚肿

│ 七·5　承山　　│ 七·3　仆参　　│ ≡·3　地仓

(四十一) 足寒

│ ≡·3　梁丘　　│ ≡·3　太冲　　│ 五·3　条口　　△│ 一·1　隐白
│ 六·7　阳陵泉

(四十二) 足痿

│ ≡·3　三阴交　│ ≡·3　仆参　　│ ≡·5　复溜　　│ ≡·3　完骨
│ 六·7　下巨虚

(四十三) 足缓不收

│ 五·3　条口　○│ ≡·3　丰隆　　│ ≡·3　冲阳　　│ ≡·3　绝骨
│ 六·7～100　阳交

(四十四) 足热

│ ≡·3　涌泉

(四十五) 足下冷至膝

│ ≡·3　涌泉

(四十六) 跗肿

│ ≡·3　冲阳　　│ ≡·3　然谷　　│ ≡·3　丘墟

(四十七) 脚背红肿

│ 一·5　八风

（四十八）内踝前痛

|二·3　太冲

（四十九）小趾及次趾间热痛

|六·7　下巨虚

（五十）脚气

因寒湿之气下注于脚，或致成肿成痛，或郁积生热，甚则生水或化成脓，或病甚上冲于心，分湿干二者，干脚气因寒多湿少，仅能成痛，湿则湿多寒少，故成肿痛，甚则生水化脓而溃烂，宜按后列各穴或切近审穴治之。

| 五　伏兔　　　　|八·7～100　足三里　　|八·7　上巨虚
| 六·7　下巨虚　　|五·5　风市　　　　　|二·3　阴跷
| 二·3　阳跷　　　|二　阴陵泉　　　　　|二·3　阳陵泉

第六节　身体
（身体、四肢、皮肤、肌肉、骨节、筋脉）

（一）身体尽痛

因邪郁于大络，刺激神经而感痛，故取脾之大络以治之。

☆|七·3　大包　　　|六·3　曲泉

（二）身体肿

|八·5　关门

（三）身前痛

胃足阳明为病，痛在身前，故宜取足阳明之穴以治之。

|二·5　冲阳　　　|二·3　解溪　　　|八·7～100　足三里

（四）身后痛

足太阳行身之后，故取足太阳之穴审治可也。

｜☰・7 京骨　　｜☰・3 束骨

(五) 身体不仁
｜六・3 光明　　｜四・3 中封

(六) 体重
脾经为病常感体重，又十二经俞穴能治体重节痛，宜取脾经之穴并审各俞穴以治之。

｜☰・3 大都　　｜☰・3 商丘　　｜☰・3 三阴交　　・3~13 飞扬
｜☰・3 膈俞

(七) 身寒
｜十・5 天突　　｜☰・3 丰隆

(八) 身骨痛
｜☰・3 太白　　｜☰・3 大都

(九) 身热
｜五・3 大陵　　｜☰・3 太白　　｜☰・3 曲泽　　｜七・3 委阳
｜五・5 风门　　｜☰・3 大杼　　｜☰・3 命门　　｜☰・3 曲差
｜十・5 天突　　｜五・3 脑空

(十) 四肢热
｜六・7 肩髃

(十一) 四肢暴肿
｜☰・7 列缺　　｜☰・3 温溜　　｜☰・5 复溜

(十二) 四肢肿
｜☰・3 尺泽　　△｜一・3 至阴　　｜☰・3 丰隆

(十三) 四肢怠惰

| 三·3 膈俞 | 三·3 照海 | 八·7 章门

(十四) 四肢不举

| 五·3 附阳 | 三·3 天池 | 三·3 支沟
| 三·3 曲泉 | 三·3 三阴交

(十五) 四肢不欲动

· 10 手五里 | 七·5 腹结 | 三·3 少海
· 7 三阳络

(十六) 四肢不收

| 五·5 大巨 | 三·7 极泉 | 八·3 辄筋

(十七) 四肢虚弱

| 八·7~100 气海 | 三·3 支正

(十八) 四肢厥逆

| 三·3 内庭 | 八·7~100 气海 | 三·3 行间

(十九) 四肢满

| 三·3 行间 | 八·7~100 三里 | 三·3 肺俞

(二十) 皮肤痛

| 四·3 屋翳 | 八·7~100 足三里

(二十一) 皮肤热干燥

| 五·7 曲池

(二十二) 皮肤肿痛

|☰·3　肺俞　　　|☰·3　率谷　　　|八·7~100　足三里

(二十三) 肉痛皮痒

|☰·3　肺俞

(二十四) 肌瘦体羸

|八·7~100　气海

(二十五) 肌肉动

|☰·3　束骨

(二十六) 骨寒热

|☰·5　复溜

(二十七) 骨热

|六·年　大椎

(二十八) 骨蒸

骨蒸之热，其热蒸入骨中，凡劳热之病，多见骨蒸，即俗谓骨内潮烧是也。

|☰·3　肺俞　　　|☰·3　膈俞　　　·100~500　膏肓俞
|五·3　命门　　　|☰·3　胆俞

(二十九) 骨髓冷痛

|八·7　上巨虚

(三十) 百节皆纵

因虚邪郁于大络，滞于骨节，致筋痿弛而百节放纵也。

○|七·3　大包

(三十一) 百节尽痛痛无常处

│五·3 阳辅

(三十二) 节痛

│三·3 商丘

(三十三) 百节痠疼

凡痠疼由寒热二邪郁积相冲相激，刺激神经使然。

│五·3 阳辅

(三十四) 筋挛

多因燥邪蒸灼筋质，以致津液干枯收缩而成挛。

│五·3 脊阳关　│六·7 阳陵泉　│三·3 尺泽　│七·5 绝骨
│四·3 阳辅　│三·3 大杼

(三十五) 筋痹不仁

因寒湿郁滞伤筋，久则痹结致成不仁之症。

│五·5 风市　│五·5 中渎　│六·7 阳陵泉

(三十六) 筋急痛

│七·5 承山

(三十七) 脉细微或有时无脉

│五·5 复溜（沿皮顺骨上入一寸半补）

第七节　脏腑

（心、肝、脾、肺、肾、胃、胆、三焦、膀胱、大肠、小肠）

(一) 五脏气相干卒心而痛

│六·7~49 巨阙

（二）五脏热结

│ 五·3　命门

（三）五脏并竭

・3　横骨

（四）五脏虚弱

│ 六·7　曲骨

（五）脏虚气惫

│ 八·7～100　气海

（六）脏有恶血

│ 十·5　石关

（七）六腑气寒

│ 八·7～100　下脘

（八）脏腑泄利

・3～100　神阙

（九）心烦

凡烦多因热由脉入心包，致成烦闷，抑或因心气不能外达，亦致烦满。

│ ☰·7　神门　　│ ☰·3　涌泉　　△│ ☰·3　少泽　　│ ☰　鱼际

│ ☰·3　尺泽　　・5～17　太乙　　│ ☰·3　公孙　　│ ☰·3　解溪

│ 五·3　大陵　　│ ☰·3　紫宫　　│ ☰·7　少府

（十）心下烦

心下烦因于气不下膈，以致郁结心下而为烦，甚或气动成悸，郁积之至，戴心上浮，致成心中澹澹，及心悬如饥之象。

│ 五·5　阴都　　│ 五·5　幽门　　│ ☰·3　支沟

｜八・7～100　足三里

(十一) 心下澹澹
｜三・3　曲泽

(十二) 心悬如饥
｜三・3　间使　　｜五・3　大陵　　｜三・3　外陵

(十三) 心下胀满
・10　五里　　｜八・7～100　中脘

(十四) 心气乱恍惚
｜三・3　心俞　　｜二・37　百会

(十五) 心惊悸
悸为颤动不息，惊即惊恐，心惊因受外界感触而成，心悸不须受外界之感触自行颤动是也。

｜六・7～100　上脘　　｜三・3　鸠尾　　｜二・7～42　百会

(十六) 心性痴呆
因湿邪郁于心包脉外膜层，上至于脑，致知觉神经呆板不灵，故成痴呆之状也。

｜三・7　神门

(十七) 心积伏梁
心之积气为伏梁，即气积于心下，坚牢横亘如梁，故名伏梁，又有积于心下，如覆杯或坚大如盘按之牢痛者，亦心之积气也。

｜八・7～100　上脘　　｜八・7～100　中脘　　｜三・3　神门

(十八) 心下坚
｜三・7　次髎　　｜五・5　石关

(十九) 心下有寒

| 十·5　肓俞　　　△ | 一·3　少泽

(二十) 心下积热

| 三·3　涌泉

(二十一) 心痛

痛心之证分为九种，一虫痛，即因有蚘虫而感心痛也；二注痛，其痛由血中郁邪返注而生痛也；三风痛，因风邪壅塞津液不能上奉于心以化血而感痛；四悸痛，即心气不克外达郁积心中，致感悸动而生痛；五食痛，即食时感痛；六饮痛，即心中留饮而成痛；七冷痛，即冷气郁结，心阳不足，致心脏因冷起收缩刺激神经而感痛；八热痛，因热结于心，致心脏脉网起膨胀神经被牵掣而感痛；九去来痛，即心痛时止时息去来不常，此多属心脏衰弱，致成是证宜就痛之状况，审取后列各穴之有效者以治之，病无不愈也。

| 三·3　太渊　　　| 八·7～100　足三里　| 八·7～100　上脘　| 三·3　大白
| 三·3　少海　　　| 三·3　极泉　　　　| 三·7　神门　　　　| 三·7　阴郄
△ | 一·3　少冲　　| 三·3　昆仑　　　　| 三·3　京骨　　　　| 三·3　涌泉
| 三·3　然谷　　　| 三·3　太溪　　　　| 三·3　厥阴俞　　　| 五　不容
| 三·3　曲泽　　　| 三·5　郄门　　　　| 五·5　内关　　　　| 五·3　大陵
△ | 一·1　中冲　　| 三·3　支沟　　　　| 三·3　临泣　　　　| 三·3　太冲
| 六·7～49　巨阙　| 五·5　建里　　　　| 三·3　灵道　　　　| 三　经渠
| 八·7～100　中脘　| 八·7　章门

(二十二) 心怔忡

怔忡心跳动也，即心搏亢进而感跳动不宁是也。

| 三·3　神门　　　| 三·3　支正

(二十三) 心腹胀满

| 八·7～100　足三里　| 三·3　三阴交　　　| 七·5　绝骨

(二十四) 心腹胀痛

|≡•3　气冲　　　　|八•7～100　中脘　　　|≡•3　肾俞

(二十五) 心胸痛

•7～40　膻中　　　△|一•3　少冲　　　|≡•3　天井

(二十六) 心胸闷乱

|≡•3　心俞

(二十七) 心与背相控而痛

|≡•3　天突

(二十八) 心胁痛

|五•3　阳辅

(二十九) 心肝痛

|≡•3　行间　　　|≡•3　太冲

(三十) 心胃痛

|≡•3　大都　　　|≡•3　太白

(三十一) 肝积肥气

肝之积气为肥气，即脐之左侧，积聚成块，或上至左胁按之牢痛者是也。

|≡•3　行间　　　|八•7　章门

(三十二) 肝痛

|≡•3　行间　　　|≡•3　太冲　　　|五•3　曲泉　　　|≡•3　肝俞

(三十三) 肾积奔豚

肾之积气为奔豚，即脐下积气成块，移动不常，甚或上冲抢心，其动如豚之奔驰，故名奔豚也。

| 三 • 3　涌泉　　| 八 • 7~100　气海　| 八 • 7　章门　　| 四 • 5　期门
| 八 • 7~100　阴交　| 八 • 7~100　上脘　| 五 • 3　四满　　| 八 • 7~100　中极
| 八 • 7~100　关元　| 五 • 100　天枢　| 三 • 3　气穴　　| 六 • 7~100　石门

(三十四) 肾脏虚冷

| 三 • 年　肾俞

(三十五) 肾脏风疮

• 7　囊底

(三十六) 肺积息贲

肺之积气为息奔，即脐右有气块，聚散不常是也。

| 三 • 3　鸠尾

(三十七) 肺胀

| 五 • 年　大椎　　| 三 • 3　尺泽　　| 三 • 3　太渊　　| 五 • 3　阴都

(三十八) 肺系急

| 三 • 3　中府

(三十九) 肺寒热

| 三 • 3　中府

(四十) 肺痿

即肺渐次痿缩，肺中之气管支及气泡，均致收缩成为肺痿，至于死亡者是。

| 三 • 3　肺俞　　| 五 • 7~100　魄户　　• 100~500　膏肓俞

(四十一) 肺痈

即肺脏郁结热湿，致起胀肿，发而为痈，终至溃腐而亡，其症象始则胀满，喘咳不休，出息臭秽，继觉感痛，时吐脓汁臭秽不堪是也。

｜·7~40　膻中　　　｜≡·3　肺俞

(四十二) 脾积痞气

脾之积气为痞气，即当脐有动气按之牢痛者是。

｜≡·3　商丘　　　｜八·7~100　下脘

(四十三) 脾痛

｜≡·3　三阴交　　｜八·7~100　中脘　　｜七·5　府舍

(四十四) 脾虚

｜≡·3　商丘

(四十五) 脾胃虚弱

｜≡·3　三阴交

(四十六) 脾寒

｜≡·3　三间　　｜≡·3　中渚　　｜≡·3　液门　　｜≡·3　合谷
｜≡·3　商丘　　｜≡·3　三阴交　｜≡·3　太溪

(四十七) 胃虚

｜≡·3　解溪　　　｜八·7~100　足三里

(四十八) 胃痛

｜八·7~100　足三里　｜≡·3　太渊　　　　｜≡　鱼际
｜≡·年　肾俞　　　　｜≡·年　胃俞

(四十九) 胃中热

｜七·7　绝骨　　｜六·7　下巨虚

(五十) 胃中寒

｜八·7~100　足三里　｜五·3　至阳　　　　｜≡·3　冲阳

(五十一) 翻胃

即胃中之食物，翻吐而出之，谓朝食夕吐，夕食朝吐，始为翻胃，因胃腺泌液缺乏，幽门处之阔约筋不放弛，致食物吐出。

☰ • 年　胃俞	八 • 7～100　中脘	八 • 7～100　上脘
八 • 7～100　下脘	☰ • 3　膈俞	• 7　中魁
八 • 7～100　足三里	☰ • 3　脾俞	

(五十二) 胃胀

| 五 • 7～100　水分 | 八 • 7～100　下脘 |

(五十三) 胃膈寒痰

| ☰ • 3　膈俞 |

(五十四) 胃中有积

| ☰ • 3　璇玑 |

(五十五) 胆虚呕逆上气

| 八 • 7～100　气海 | ☰ • 3　三阴交 |

(五十六) 胆热呕涎沫

| ☰ • 3　中府 |

(五十七) 膀胱有寒

| ☰ • 5　水道 |

(五十八) 膀胱三焦津液少

| ☰ • 3　小肠俞 |

(五十九) 三焦结热

| ☰ • 5　水道 |

(六十) 三焦不调
│八·3　维道

(六十一) 中焦结热
│三·3　悬厘

(六十二) 三焦热壅上焦口苦舌干
△│一·3　关冲

(六十三) 大肠中热
│二·3　中渚　　　│三·3　气冲

(六十四) 大肠滑泄
│三·3　梁门（完谷不化）

(六十五) 大肠有水
│三·3　四满

(六十六) 大肠冷
│八·7　上巨虚

(六十七) 小肠胀
│八·7～100　三里

(六十八) 小肠热
│五·3　浮郄

(六十九) 小肠痛
│三·3　行门

（七十）大小肠寒热

｜≡·3　小肠俞

（七十一）肠鸣

即肠中鸣响有声，或如雷鸣殷殷之声，或如水声，因肠中水分被肠腺吸收不尽，致与热气相冲激下行而成声。

｜≡·3　太白（腹切痛）　｜≡　漏谷　　　　　　·7　神阙（水声）
｜五·7～100　水分（如雷）　｜八·7～100　三里（腹胀）　｜≡·年　胃俞
｜≡·3　三焦俞　　　　　｜≡·3　公孙（膨胀）　｜≡·3　三阴交
｜≡·3　陷谷　　　　　　｜八·7～100　上脘（雷鸣）　｜八·7　上巨虚（同上）

（七十二）肠中切痛

｜八·7　上巨虚　　　｜≡·3　公孙　　　｜五·5　建里

（七十三）肠澼

即肠中有水聚积成癖。

｜≡·3　四满　　｜≡·5　中都　　｜≡·3　束骨　　｜≡·3　涌泉

（七十四）肠风下血

即肠腺被风邪郁塞，致微血管之血，不能尽入总管，留溢肠中，以致血随大便而下，或便后血始下，与痔瘘之先血后便相异。

｜≡·30～100　长强　｜≡·3　公孙　｜≡·3　照海　｜≡·3　会阳

（七十五）谷道搔痒

·3　会阴

第八节　热病

热病

即经脉内外感伤热邪而为病，与伤寒纯由外感传里相异，有谓热病纯由内因者，其实亦有因外感热而成病，不过不如寒病之纯由外感而起为不同耳。

| ≡ · 3 阳溪（烦心） 通里（先不乐数日，懊侬，面热，无汗）
△ | 一 · 3 少冲（烦满上气，嗌干口渴） | ≡ · 3 支正（先腰颈疫，喜渴）
| ≡ · 3 涌泉（先腰疫，喜渴） △ | 一 · 3 中冲（烦闷，汗不出，掌中热，身如火）
| 八 · 7~100 上脘（心痛） | ≡ · 5 孔最（汗不出）
| ≡ 经渠（汗不出，暴痹，喘促） △ | 一 · 3 商阳（汗不出，烦心胸满）
| ≡ · 3 合谷（汗不出） | 八 · 7~100 三里（汗不出，喜呕，口苦，壮热）
△ | 一 · 3 厉兑（汗不出） | ≡ · 3 大都（汗不出，不得卧）
| ≡ · 3 前谷（汗不出） | ≡ · 3 腕骨（汗不出，胁下痛）
| ≡ · 3 阳谷（同上） | ≡ · 3 膈俞（汗不出，身重常温）
△ | 五 委中（汗不出，宜刺紫络） | 五 · 3 大陵（汗不出，掌中热）
| 七 · 3 天池（汗不出，头痛） | ≡ · 3 太溪（汗不出，嗜卧）
| ≡ · 3 劳宫（汗不出） | ≡ · 3 中渚（汗不出，目眩，头痛）
| ≡ · 3 支沟（汗不出，肩臂疫重） | ≡ · 3 悬颅（烦满，汗不出）
| ≡ · 5 悬厘（汗不出） | 六 · 5 光明（汗不出，卒狂）
| ≡ · 3 侠溪（汗不出） △ | ≡ · 3 上星（汗不出，目眩头昏）
| 六 · 7~49 巨阙（心烦痛）

第九节　寒伤

伤寒之病，为三阴三阳经脉，由外感受寒邪，自表入里，始于皮毛，以达肌肉腠理，深入于内脏，初自太阳，传阳明、少阳、太阴、少阴、厥阴，此为循经顺传；由阳入阴，其或邪由太阳传入少阴，阳明传入太阴，少阳传入厥阴，此为表里相传；又或寒邪不由太阳循序传经，初则直行入于某经，此为直中也。至于六经为病之症象，太阳为病，则脉浮、头痛、项强、恶寒；阳明为病，则胃家实，少阳为病，则口苦、咽干、目眩；太阴为病，则腹满而吐食不下，腹益痛，下之胸下结鞭[1]；少阴为病，则脉微细但欲寐；厥阴为病，则消渴，气上撞心，心中疼热，饥而不欲食，食则吐蛔，下之利不止。此为伤寒六经病之提纲，更以十二经为病之症象，互相证佐，按经按病，审穴取治，病无不效也。又古人主治伤寒，

---

[1] 鞭：当作"硬"，后同。

伤寒一日太阳刺风府，二日刺阳明之荥，三日刺少阳之俞，四日刺太阴之井，五日刺少阴之俞，六日刺厥阴之经，六日过经未解刺期门、足三里。此仅据寒邪按日传经取穴之法，非此则须按症依穴施治，方为准确也。

(一) 身热头痛

| ≡·3 攒竹　　| ≡·3 大陵　　| ≡·7 神门　　| ≡·3 合谷
| ≡　鱼际　　| ≡·3 中渚　　| ≡·3 液门　　△| 一·3 少泽
△| 五　委中　　| ≡·3 太白　　·7 神道

(二) 身热

| ≡·3 陷谷　　| ≡·3 吕细　　| 八·7~100 三里　　| ≡·3 复溜
| ≡·3 侠溪　　| ≡·3 公孙　　△| 五　委中　　| ≡·3 涌泉
| ≡·3 三间（喘）

(三) 身热恶寒

| ≡·3 后溪　　| ≡·3 神门　　△| 一·3 厉兑
| 八·7~100 三里　　| ≡·3 临泣

(四) 大热不退

| ≡·3 合谷　　△| ≡·3 涌泉　　| 六·7 曲泉
| 八·7~100 三里　　| ≡·3 复溜　　| 七·3 悬钟
| 五·年 大椎

(五) 热不已

| 六/·1~5 肩髃　　| 八·7~100 三里　　| 八·7~100 中脘

(六) 余热不尽

| 六·7 曲池　　| ≡·3 风门　　| ≡·3 行间
| ≡·3 合谷　　| 七·3 绝骨

（七）四肢热不已

|六╱•7　肩髃　　　△|五　委中　　　|八•7　腰俞

（八）胃中热

•3　气冲　　　|八•7　上巨虚　　　|八•7　下巨虚

（九）胸中热

|≡•3　中府　　　|≡•3　缺盆

（十）气热身寒

|≡•3　三间

（十一）寒热

|七•7　风池　　　|≡•3　少海　　　|≡　鱼际　　　△|一•3　少冲
|≡•3　合谷　　　|≡•3　复溜　　　|≡•3　临泣　　　|≡•3　太白
|八•5　肩贞　　　|≡•3　侠溪

（十二）恶风热

|六•3　天泉　　　|≡•3　间使　　　|≡　丝竹空　　　|≡　鱼际
|≡•3　后顶　　　|≡•3　外丘　　　•3　承灵

（十三）腹寒气热

△|一•3　少冲　　　|≡•3　商丘　　　|≡•3　太冲　　　|≡•3　三阴交
|≡•3　行间　　　△|一•3　隐白　　　|≡　阴陵泉　　　|八•7～100　三里

（十四）洒淅恶寒

|≡　鱼际

（十五）振寒而欠

|≡•3　冲阳

(十六) 手足厥冷

|≡·3 内庭　　|≡·3 太溪　　|≡·3 大都

(十七) 汗不出，凄凄恶寒

·3 玉枕　　|≡·3 大杼　　|≡·3 肝俞　　|≡·3 膈俞
|≡·3 陶道

(十八) 汗不出

|七·7 风池　　|≡ 鱼际（泻）　　|≡ 经渠（泻）　　|≡·3 三间（泻）
|≡·3 大杼　　|·3 合谷　　|·3 后溪　　|六·7 曲池
△|一·7 厉兑　　|≡·3 解溪

(十九) 无汗

☆|≡·3 内庭　　○|≡·3 合谷　　☆|≡·3 复溜　　|五·年 大椎

(二十) 汗多

○|≡·3 内庭　　☆|≡·3 合谷　　○|≡·3 复溜　　|五·年 大椎

(二十一) 烦满汗不出

|七·7 风池　　|五·3 命门

(二十二) 汗出寒热

|≡·3 五处　　△|≡·7 攒竹　　|八·7~100 上脘

(二十三) 六脉俱无

○|≡·3 合谷　　○|五·3 复溜（顺骨沿皮针）

(二十四) 六脉沉细

|八·7~100 气海　　|六·7~100 关元（重灸）

(二十五) 大渴，脉浮在表，发热，恶寒，头痛，脊强无汗
　　|三·3　合谷

(二十六) 头痛，饮食吐逆，肩背急，脊强
　　|三·3　三焦俞　　|三·3　大杼

(二十七) 头项强，目眩，胸中热，卧不安
　　|三·3　风门

(二十八) 逆气呕吐
　　|三·3　曲泽

(二十九) 烦心喜呕
　　|六·7~49　巨阙　　|三·3　商丘

(三十) 呕哕
　　|二·7~49　百会　　|三·3　曲泽　　|三·3　间使　　|三·3　劳宫
　　|三·3　商丘

(三十一) 哕逆，膈中气闭，寒热头痛
　　|三·3　温溜

(三十二) 结胸
　　|三·3　间使　　|三·3　支沟　　|四·5　期门　　|三·3　肺俞

(三十三) 心切痛，喜呕酸，饮食不下
　　|四·5　期门

(三十四) 腹胀痛
　　|八·7~100　三里　　|三·3　复溜

(三十五)饮水过多，胀肿喘逆，心下痛

| 八・7~100　气海　　　| 五・100　天枢

(三十六)水结

| 三・3　二间　　　　　| 七・3　承山

(三十七)发狂

| 三・3　间使　　| 三・3　合谷　　| 三・3　复溜　　| 六・7~49　巨阙

(三十八)狂走欲自杀，目妄视

| 三　风府

(三十九)发狂不识尊卑

| 六・7　曲池　　| 七・3　绝骨　　| 七・年　百劳　　△| 三・3　涌泉

(四十)不省人事

| 六・7　曲池　　| 三・3　合谷　　| 三・3　人中　　| 三・3　复溜

(四十一)发黄

| 三・3　腕骨　　| 三・3　申脉　　| 三・3　外关　　△| 三・3　涌泉

(四十二)大便秘

| 三・3　照海　　　　| 八・7　章门　　　　| 三・3　支沟

| 八・7~100　足三里

(四十三)小便不利，泄利不禁

| 六・7　石门

(四十四)小便不利

| 五・3　阴谷　　　　| 三　阴陵泉

（四十五）过经不解，热入血室，下血谵语

|四·7　期门

（四十六）振寒

|二·3　二间　　　|三·年　肾俞　　　|三·3　天井　　　|三·3　丘墟
|二·3　陷谷　　　|三·3　大杼　　　　|三·3　太渊　　　|三·3　阳辅
|二·7　少府

（四十七）厥逆

|三·3　丰隆　　　|三·5　阳辅　　　　|三·3　阳溪

（四十八）寒厥

|六·3　阳交　　　|三·3　涌泉　　　　刺井穴

（四十九）胸胁满兼谵语

|四·3　期门

（五十）烦躁

|三·3　厥阴俞

（五十一）四肢逆冷

|八·7~100　气海　|三·年　肾俞　　　|三·3　肝俞　　　|三·3　内庭

（五十二）郁冒

郁为气不舒，冒为神不清即昏迷之谓。

|三·年　大椎　　　|三·3　肺俞　　　　|三·3　肝俞

第十节　诸风

风为空气之流动，故风之为病，即由风邪客于人身之中，致成种种风病。盖人体之中，原无一毫真空能容风邪，然正气衰微营卫，因乍热乍寒之际，常由膨

胀遽行收缩，致组织空疏，风邪遂乘虚袭入。始则客于皮毛之间，若正气虚甚不克抵抗风邪，遂循脉外之膜层，渐入渐深，其大部多由静脉膜顺行入里，达于内脏。小部则逆循动脉膜，郁塞卫气循行而生热；多部入脏，久则成为中风；少部客于肌腠，常感风痛甚或为瘫痪，风痹诸症，此风邪为病之大略也。

（一）偏风

其症象多半身不遂或口眼㖞斜，口噤不开，甚或成为瘫痪，手足毫无知觉，诸病凡偏风先治无病一边，后治有病一边。

三·7　列缺（口眼㖞斜，手腕无力，半身不遂）	六·7　曲池（半身不遂，恶风）
六·7　肩髃（半身不遂）	三·3　心俞（半身不遂，心气恍惚）
六·7　阳陵泉（半身不遂）	三·3　承浆（半身不遂，口眼㖞斜）
四　　风府（半身不遂）	三·4~49　百会（半身不遂）
三·3　合谷（半身不遂，风疹，痂疥）	六·7　下巨虚（半身不遂，腿痿）
八·7~100　三里（左瘫右痪）	三·3　阳溪（同上）
三·3　中渚（同上）	五·5　阳辅（同上）
三·3　昆仑（同上）	

（二）中风

中风分中络、中经、中腑、中脏。中络为轻，即风邪客于孙络，或入大络，其症象或手足麻木不随，或热痛，或口眼㖞斜，面唇掣动，此风病在络，未入于经也。中经较前症象加重，若不亟治，则风邪随经深入脏腑，初尚不感病苦，渐积渐重，然中风，致成涎塞气壅，昏危不语，夕发旦死，旦发夕死诸症，此风邪中入脏腑，故其症为最重也。

三·3　手三里（口僻，手足不遂）	六/·7　肩髃（手足不随）
七·7　绝骨（同上）	三·3　颊车（牙关不开，口噤失音，口眼㖞斜）
三·3　尺泽（肘臂筋拘挛，善嚏悲哭）	三·3　劳宫（善笑不休）
三·7~49　百会（卒中风不语或言语謇涩）	四　　风府（舌缓不语，汗出身重）
三·3　人中（口噤不开，面唇动如虫行）	七·7　风池（气塞涎上，不语）
五·5　肩井（同上）	三·3　心俞（心急恍惚）
三·3　间使（气塞涎上，瘖不能语）	·3~100　神阙（不省人事）

｜五·5　临泣（同上）

（三）中风瘫

｜≡　临泣　　　｜=·7~49　百会　　｜·5　天井　　　六·7　曲池
｜≡·3　间使　　｜≡·3　内关　　　｜≡·3　合谷　　四·3　风市
｜八·7~100　三里　｜≡·3　解溪　　　｜·3　昆仑　　　｜≡·3　照海

（四）中风目上戴

｜≡　丝竹空

（五）中风吐涎

｜≡　丝竹空　　｜=·7~49　百会

（六）中风不识人

｜≡·3　人中　　｜≡·3　合谷　　｜=·7~49　百会

（七）中风脊反折

｜≡　哑门　　　｜四　风府

（八）中风瘖哑

｜≡·3　支沟　　｜≡·3　复溜　　　｜≡·3　间使　　｜≡·3　合谷
｜=　鱼际　　　·3　灵道　　　　｜≡　哑门　　　｜四　风府
｜五·3　阴谷　　｜≡·3　然谷　　　｜·3　骨通

（九）风痹

即风邪闭结肢体一部，不能外越内入，初尚麻木不仁，久遂成为痿废，宜就所病处按经或切近取穴以治之。

｜≡·5　天井　　　　　　　　　｜≡·3　消泺（颈项强急）
｜≡·3　尺泽（肘寒热）　　　　　｜五　阳关（膝痛不可伸屈，麻木不仁）
｜四·5　膝关（膝内廉痛，膝膑痛[1]）　｜五·3　阳辅（不仁，厥逆，口苦）

---

[1] 痛：原文缺字，后补"痛"。

|五·5　脊阳关（不仁，筋挛不能行）　　|三·3　肘髎（肘节风痹不仁）
|五·5　附阳（不仁，痿厥）

（十）风疹

因风邪客于皮下，遇热发出表皮成疹。

|三·3　曲泽　　|六·7　曲池　　|二十·3　环跳　　|三·3　涌泉
|六·7　肩髃（刺井穴）

（十一）冷风客于腠理

|三·3　附分

（十二）历节风

即风邪流于关节之处，被筋腱所分泌膏液阻塞化湿，以致偏历于关节之处而成痛，宜按痛处按穴治之。

|三·3　肩井　　|八·7～100　三里　　|六·7　曲池　　△|五　委中
|三·3　合谷　　|三·3　行间　　|三·7　后顶　　|三·3　飞扬
|·1　天应（即遇痛处酌针灸）

（十三）大风

即风邪客于肌腠，而现体烦重或麻痹，久则发越于外，遍体痂疥搔痒，眉发堕落成厉风症，即大麻风疮是也。

|三·3　照海（默默不知所痛，视如见星）　　△|五　委中（眉发堕落）
|七·5　腹结（气逆，善悲，多寒）　　|五·5　风市（麻痹）
|七·7　风池　　　　　　　　　　　　|三　临泣（同上）
|六·7　曲池（偏身瘾疹）

（十四）风湿痹

湿为卫生气遇冷凝为水点，不能蒸出成汗，郁滞皮腠之间，风痹湿，即卫气遇冷风而化湿闭结，症象患处初感麻木，久遂痿痹不仁，宜就患处循行之经脉，或切近审穴以治之。

|五·3　下廉　　|八·7　下巨虚　　|八·7～100　三里

(十五) 风劳

即因风邪深入于内，郁久成为虚劳之症，其症象嗜卧，肢体怠惰，身黄时有微热，惊恐，咳血唾脓，骨蒸等是。

| ・10　五里（嗜卧肢惰） | 六・5　足五里（同上） | ≡・3　膀胱俞 |
| 五・年　大椎 | ≡・3　陶道（骨蒸） | |

第十一节　疟疾

疟为营血之中含有微生菌，其菌多由蚊虫啃人皮肤，传于血液，疟菌能随营出卫吸取营养，复随入营，以致卫中营养缺乏，成为寒战，菌复入营后，遂郁塞增加体温，而成热，故疟疾恒先寒而后热者，职是故也。其或一日或二日，按时发作者，则因疟菌吸取营养，须经一日或二三日，乃吸取一次故也。治疗之法，宜详明其寒热之象，或寒多热少，可偏于补，热多寒少，可偏于泻，先寒后热，可先补后泻，先热后寒，可先泻后补，总在因病象审取后列各穴，依法以治之可也。

| ≡・3　陷谷 | ≡・3　内庭 | ≡・3　昆仑 | ≡・3　束骨 |
| 五・100　天枢 | 五・5　阳辅 | ≡・3　神门 | |

(一) 寒热疟

四　天府	≡・7　列缺	≡　经渠	≡・3　三间
≡・3　合谷	≡・3　偏历	△|一・3　少泽	≡・3　后溪
≡・3　京骨	≡・3　阳池	五・3　命门	

(二) 痎疟

即二日一发是。

△|一・3　尺泽	△|一・1　少商	・10　五里
≡・3　前谷	≡・3　大杼	≡・3　天池
五・3　命门（・7~100）	≡・3　神道	≡・3　陶道
△|一・3　商阳	五・年　大椎	≡・7~49　百会
△|≡・3　上星	≡・3　液门	

（三）寒疟

即疟疾发寒不发热，此为营血无热使然。

| △|一·1　厉兑　　|≡　公孙　　　|≡·3　商丘　　|六·7　谚谮

|≡·3　飞扬　　△|一·3　至阴　|≡·3　三间

（四）温疟

即卫分有热，故疟疾单发热而不发寒也。

|五·年　大椎　　|六·7　谚谮　|八·7～100　中脘　|≡·3　白环俞

|六·7　腰俞

（五）久疟

即疟久不愈，致疟菌积成块，是为疟母。

|二·7　少府　　|≡·3　太溪　　|≡·7　照海　　|≡·3　太冲

|八·7～100　三里　|五·3　丘墟　|≡·3　中渚　△|一·1　商阳

（六）心疟

即疟邪发于心经，发时令人心内怔冲是也。

|≡·3　公孙　　|≡·7　神门　　|≡·3　心俞　　|五·年　百劳

（七）脾疟

即疟邪发于脾经，发时令人怕寒腹痛是。

|≡·3　公孙　　|≡·3　商丘　　|≡·3　脾俞　　|八·7～100　足三里

（八）肝疟

即疟邪由肝经而发，令气色苍苍恶寒发热是。

|≡·3　公孙　　|≡·3　中封　　|≡·3　肝俞　　|七·3　绝骨

（九）肺疟

即疟邪发于肺经，发时令人心寒惊恐。

|≡·3　公孙　　|≡·3　列缺　　|≡·3　肺俞　　|≡·3　合谷

(十) 肾疟

即疟邪发于肺经，发时令人腰脊强痛。

| ≡·3 公孙　　| ≡·3 大钟　　| ≡·年 肾俞　　| ≡·3 申脉

(十一) 疟疾大热不退

| ≡·3 间使　　| ≡·年 百劳　　| ≡·3 绝骨

(十二) 疟疾心胸痛

| ≡·3 公孙　　| ≡·3 内关　　| 八·7~100 上脘　　| 五·3 大陵

(十三) 疟疾头疼眩晕吐痰不已

| ≡·3 公孙　　| ≡·3 后溪　　| ≡·3 合谷　　| 八·7~100 中脘

| ≡·7 列缺

(十四) 疟疾骨节疼痛

| ≡·7 魄户　　| 五·年 百劳　　| ≡·3 然谷　　| 五·5 阳辅

| ≡·3 公孙

(十五) 疟疾口渴不已

| ≡·3 公孙　　△| 一·1 关冲　　| ≡·3 人中　　| ≡·3 间使

(十六) 胃疟

即疟邪由胃经而发，令人善饥不欲食。

△| 一·1 厉兑　　| ≡·年 胃俞　　| ≡·3 大都　　| ≡·3 公孙

(十七) 胆疟

邪由胆经而发，令人怕惊睡卧不安是。

| ≡·3 公孙　　| ≡·3 临泣　　| ≡·3 胆俞　　| 四·5 期门

凡治疟疾，须于发作时前一小时施治，其效更著。

第十二节 霍乱

霍乱由于寒热饮食，郁滞中焦，上下阻逆，以致发热头痛身疼恶寒上吐下泻，甚至四肢转筋等症，最为剧烈。霍乱病菌，名虎力拉，其菌能令人体内水分排泄出外，终致水尽而亡，最易传染。谓之霍乱者，言病发时挥霍撩乱也。

三·3 解溪	三·3 太白（腹中切痛，吐泻转筋）
三·3 三阴交（手足逆冷，吐泻）	三 阴陵泉（同上）
三·5 乳根（转筋，肢厥）	八·7～100 上脘（吐利，腹痛，身热）
八·7～100 中脘（同上）	八·7～100 三里（遗尿）
·3 人迎（吐逆）	五·100 天枢（呕吐）
三·3 支沟（同上）	三·年 胃俞（同上）
三·3 间使（干呕）	四·5 期门（泄利吐泻）
三·3 太溪（同上）	七/·7 承山（转筋）
三·3 中封	三·3 金门（同上）
三·3 涌泉（同上）	三·3 仆参（同上）

第十三节 黄疸

黄疸即俗所谓黄肿病，其症象为遍身发黄，甚至面目汗出，小便均黄，黄为脂肪被湿热所蒸发而成，太阴主膏油，故疸病因脾郁湿热而生，黄疸症复分为酒疸、谷疸、女劳疸等，宜按症审穴治之。

三·3 商丘	三·3 肺俞	三·3 至阳	三·3 心俞
三3 脾俞	三·3 肝俞	三·3 涌泉	三·3 劳宫
八·7～100 上脘	六·7～49 巨阙	十·3 天突	五 脊中
三·3 人中	三·3 龈交	△一·1 厉兑	腕骨

（一）黄疸发虚肿

| 三·3 腕骨 | 五·年 大椎 | 八·7～100 足三里 |
| 三·3 涌泉 | 八·7～100 中脘 | ·100～800 膏肓俞 |

（二）谷疸

食毕则晕眩，心中拂郁，遍体发黄是也。

|≡·3　公孙　　|≡·3　内庭　　|≡·年　胃俞　　|≡·3　至阳
|≡·3　腕骨　　|四·3　阴谷

（三）酒疸

身目俱黄，心中痛，面发赤斑小便赤黄是也。

|≡·3　公孙　　|八·7～100　三里　　|≡·3　胆俞　　|≡·3　至阳
△|五　委中　　|≡·3　腕骨

（四）女劳疸

身目俱黄，发热恶寒，小便不利是也。

|≡·3　公孙　　|八·7～100　关元　　|≡·年　肾俞　　|≡·3　至阳
|≡·3　然谷

（五）黄疸四肢俱肿，汗出黄色染衣

|≡·3　公孙　　|≡·3　至阳　　|≡·年　大椎　　|≡·3　腕骨
|八·7～100　中脘　　|八·7～100　三里

第十四节　痫疾

痫谓其发作间断不常，发时卒然倒地，知觉顿失，或口中出涎沫，手足掣动，或角弓反张，目向上戴，或羊鸣多哭，种种症象，不一而足。其病多因风、火、痰三者，阻逆心包，以致膜内闭塞知觉运动神经，因膜闭失其作用，遂卒然倒地，发现种种之症象也。古人分为五痫，以五畜命名，即马、牛、羊、犬、豕五种痫是，谓五脏对于五畜，各有所属，故肺属猪，如猪痫为肺所病，脾属牛，故牛痫为脾所病等语，其实以五脏配五畜，失于凭空牵强，未可据为定论也。

（一）痫疾

|≡·3　商丘　　|≡·3　兑端（吐沫）　　|≡·3　公孙（发时好太息）

申脉（昼发）　　｜≡·3　照海（夜发）　｜≡·3　小海（发时羊鸣戾、颈瘛疭）
｜五·3　筋缩（心痛）　｜≡·3　后顶（瘛疭）　｜≡·3　后溪（五痫）
｜≡·3　鸠尾（同上）　｜≡·3　神门（同上）　·3　会宗（同上）
｜≡·5　天井（同上）　｜≡·3　眉冲（同上）　｜≡·3　心俞（同）
·7　鬼眼同

（二）风痫

因风邪自外卒入心包而发痫，即发时于体肢之一局部急痛，即引入心包发痛而昏迷倒地，发痫是也。

｜八·7～100　上脘　　｜五　脊中　　｜≡·7～49　百会（反张,羊鸣,多哭）
·3～100　神阙（角弓反张）｜≡·3　涌泉　　·7　神庭（目上视，不识人）
丝竹空（目上视，不识人，吐涎沫）

（三）惊痫

即发痫因受外界惊恐卒然而作是。

｜≡/·10　长强（瘛疭）　｜≡·7　列缺　　·7　巨骨
｜≡·3　本神　　｜≡　临泣　　｜≡　哑门
｜≡·3　金门　　｜≡·3　人中

第十五节　癫狂

癫者，言语举动行为俱癫倒错乱也，狂者，狂妄也，癫之甚者则发狂，或狂言笑骂，或狂走不休是也。多因心被邪干，以致神经错乱不常而成癫狂之病，宜详明病象，按穴治之。

｜≡·3　前谷　　｜≡·3　后溪　　｜≡·3　阳谷（狂走）
｜≡·3　听宫　　｜≡·3　大杼（身蹠急）　｜≡·3　飞扬
｜≡·3　涌泉　　｜≡·3　筑宾（狂走、妄言、怒骂、吐舌、吐涎）
本神（吐涎沫）　　｜五·3　筋缩（狂走、脊强、目上戴）
｜≡·5　后顶（不卧）　｜≡·3　偏历（多言）
｜五·7　身柱（狂走、瘛疭、乱欲杀人、妄言、见鬼、身热）

| ☰·7 丰隆（登高而歌、弃衣而走） | 八·5 太乙（狂走、心烦、吐舌）
| ☰·3 解溪（烦心、悲泣） | ☰·3 天井
| ☰·3 支正　　　| ☰·3 束骨 | 八　滑肉门
| 六·7 曲池　　　| ☰·3 小海 | ☰·3 少海
| 七·3 间使　　阳溪（狂言、善笑、妄见） | ☰·3 大陵（狂言、不乐）
| ☰·3 合谷　　　| ☰　鱼际 | ｜·7 神门（痴呆、健忘）
| ☰·5 行间　　　| ☰·7~49 百会（多言） | ☰·3 人中（善笑）
| ☰·3 列缺（同）

第十六节　痔漏

痔漏为肛门之内外生疮突肿，发时或痛或痒或肿或纵裂或下血或大便前肛门翻出，种种症象，不一而足。痔久不愈，即溃穿时流脓血，无日或息，是名为瘘。古人因其形状以立名，分二十四种，然不外痔在内者为内痔，痔在外者为外痔二。至其病由风、燥、湿、热四者郁注肛门处肠膜之内，发而为疮，风邪甚者，常发痒，燥邪甚者则破裂成缝，热则肿痛，湿则现木而下重，总由醉饱行房，或多食脍炙酒醴之物，以致邪乘虚入，郁积下注肠膜之内，而为是病也。

| 七·4 承山（发肿，大便秘） | ☰·3 商丘（多血）
承筋 | ☰·3 束骨
| ☰·3 二白（痛肿，发痒） | 五·5 秩边（肿）
| ☰·3 小肠俞 | 五　脊中
| ☰·3 会阳（久痔） | 七·3 承扶（久痔，尻臀肿，失难）
｜·3 会阴 | ☰·30~200 长强（宜重灸，此痔根本）
| ☰·3 飞扬 | ☰·5 气海俞
| ☰·3 天窗 | ☰·3 复溜（多血）
| 七·3 绝骨（瘀血）

第十七节　疝

疝为卫气郁塞，循足厥阴少阴经（或任脉）下结阴器而成，谓之疝者，言其

疾如山之叠积而成也。凡阴连小腹痛者，俱为疝，后人分寒、筋、癞、卒、阴、狐、冲七种。寒疝因寒邪郁滞成疝；筋疝则发时睾丸上之筋发肿；癞疝为肾囊偏坠而肿；卒疝卒然而发卒然而愈；阴疝发时阴多缩结，或入小腹引痛；狐疝肾囊时出时入，或夜睡则入，昼起坐立则复出，如狐之出入诡诈不常也；冲疝发时由少腹直上冲而痛，不得前后者是也。

五・5 归来（七疝）	△｜三・3 大敦（同上）	三・3 行间（同上）
八・7~100 气海（同上）	三・3 三阴交（同上）	三・3 蠡沟（痛小腹胀）
五・3 白环俞（便秘而痛）	八・7~100 阴交（两丸骞痛）	三・3 太冲（狐疝气痛）
六・3 合阳（寒疝）	三・3 然谷（同上）	三・3 太溪
十・5 肓俞（同上）	十・5 五枢（同上）	四・3 中封（同上）
三・3 照海（卒疝）	三・3 丘墟（同上）	△｜三・3 大敦（同）
六・7~100 石门（同上）	三・3 金门	七・5 冲门（阴疝）
八・7~100 关元（同）	四・3 交信（癞疝）	三・3 太冲（同）
三・3 中都（同上）	六・3 曲泉（癞疝）	三・5 筑宾（同上）
八・7 曲骨（同上）	・3 气冲（同上）	三・3 商丘（狐疝）
六・7~49 巨阙		

第十八节　汗病

汗为卫气，由皮下之汗腺，被热蒸发达于皮外，遇空气凝成水点而为汗。汗之功用，所以调节体温，凡人体温低降，则汗腺收缩，蓄热于内；体温增高，则汗腺放弛，蒸热于外。兹分为多汗、自汗、盗汗、无汗、汗不出各病数种言之，多汗为营卫俱盛，或卫盛不入于营；自汗为病时，不须发汗，而汗出不已是，此多因营卫不谐，卫多空疏，卫气被外风冲荡，化水外泄不已；盗汗为卫虚营强，以致睡热时营气外迫，卫不能固，致成盗汗；无汗为表皮之下，为寒所束，脂油凝滞，内热不克蒸汗而出，其或营被寒郁，卫复虚甚，不能蒸发，亦多无汗；至汗不得出者，即无汗之增甚者是也。

（一）多汗

☆｜三・3 合谷（先泻）　　〇｜三・3 复溜（后补）　　｜五・年　百劳

|≡·3 内庭

(二) 少汗

○|≡·3 合谷（先补）　☆|≡·3 复溜　　|五·年 百劳
|≡·3 内庭

(三) 自汗

|六·7 曲池　　|≡·3 列缺　　△|一·3 少商　　|≡·3 昆仑
|≡·3 冲阳　　|≡·3 然谷　　△|·3 大敦　　|≡·3 涌泉
|≡·3 交信　　|≡·3 复溜

(四) 盗汗

|≡·3 外关　　|≡·3 阴郄　　|≡·3 后溪　　|≡·5 膈俞
|≡·3 然谷

(五) 无汗

△|≡·3 上星　　|≡ 哑门　　|四 风府　　|七·7 风池
|≡·3 支沟　　|≡ 经渠　　|≡·3 大陵　　|≡·3 阳谷
|≡·3 腕骨　　|≡·3 中渚　　|≡·3 液门　　|≡ 鱼际
|≡·3 合谷　　△|一·1 中冲　　△|一·3 少商　　|≡·3 商阳
△|五 委中　　|≡·3 陷谷　　△|一·1 厉兑　　|≡·3 侠溪

(六) 汗不出

|≡·3 曲泽　　|≡ 鱼际　　△|一·3 少泽　　△|≡·3 上星
|六·7 曲泉　　|≡·3 复溜　　|≡·3 昆仑　　|≡·3 侠溪
△|一·3 窍阴　　|八·7 下巨虚　　|≡·3 陷谷　　|≡·3 小海
|≡·3 胆俞

第十九节　淋

淋为小便淋涩，或溺痛引小腹。其病因由于热结膀胱，致尿道之阔约筋束闭，或致尿道发肿，以致溺出淋涩，痛苦难堪。后人分为石、气、血、劳、膏五种淋症。石淋即溺孔被尿液中由热蒸成结晶之小石块所阻塞，石由溺出，痛涩难堪者是；气淋为热气蓄积阻滞，致小便淋涩而痛；血淋即溺血而痛，由尿道内之微血管肿胀被裂，以致溺血成淋；劳淋即房劳不节，以致精管变化，阻塞尿道而成淋；膏淋即溺出如膏而淋沥，溺后胶结溺孔之端，即俗所谓白浊也，惟白浊不若膏淋之感痛耳。

△｜≡•3 大敦（五淋）	八•7～100 关元（同上）	≡•30 长强（同上）
•3 横骨（同上）	｜•3 中封（同）	≡•3 交信（气淋）
｜五•5 石关（同上）	≡ 阴陵泉（同上）	≡•3 复溜（血淋）
｜≡•3 照海（同）	≡•3 小肠俞（淋沥）	≡•3 中髎（同上）
｜九•5 志室（同上）	七•3 委阳（同上）	≡•3 然谷（同）
｜≡•3 大钟（同上）	•3 水泉（同上）	≡•3 太冲（同上）
｜≡•年 肾俞（同上）	气海（五淋）	八•7～100 关元（白浊）
｜≡•3 然谷	八•7 章门（同上）	≡•3 心俞（同）
｜≡•3 三阴交		

第二十节　大小便病

大小便病，多为各病之兼症，即大便不通、下重、坚、燥、不节、难、下血等，小便病即不利、赤、黄、热、数、遗、溺血等症是，如系本病之穴为主，兼取后穴为助以治之。

（一）大便不通

｜八•7～100 足三里	七/•7 承山	｜五•3 石关
｜八•7～100 气海	≡•3 照海	≡•3 支沟
｜≡•3 内关	•3 承筋	八•7 章门
｜≡•3 太白	≡•3 太溪	≡•3 太冲
｜≡•3 大肠俞	≡•3 膀胱俞	

（二）大便下重

| ｜≡•3 解溪 | ｜≡•3 太白 | 七•7 承山 |

|三·3　带脉

(三) 大便坚
|五·3　肓门　　|五·3　浮郄

(四) 大便燥
|十·5　肓俞　　|十·5　中注

(五) 大便不节
|五·3　膈关　　|五·3　魂门　　|五·3　阳纲　　|五·3　太渊

(六) 大便难
|三·3　太白　　|三·3　涌泉　　|三·3　中髎　　|七·3　承扶
|三·3　大钟　　|三·3　太冲

(七) 大便下血
|三·3　下髎　　|五·3　下廉　　|三·〔缺状数〕　太冲

(八) 小便不利
|八·7~100　三里　　|三·5　三阴交　　|三·3　地机　　|三·　阴陵泉
|三·7　少府　　|三·3　小肠俞　　|七·3　承扶　　△|一·3　至阴
|三·3　涌泉　　|三·5　关元俞　　|六·3　曲泉　　|三·3　蠡沟
|三·3　太冲　　·3　横骨　　|八·7~100　关元　　·3　箕门

(九) 遗溺
|三·3　神门　　|三·　鱼际　　|三·3　太冲　　△|　大敦
|八·7~100　关元　　|三·5　通里　　|三·3　少府　　|三·3　膀胱俞
|三·3　小肠俞　　|三·　阴陵泉　　△|五　委中　　|三·3　行间
|六·3　阴包　　·3　箕门　　|八·5　关门

（十）小便黄

五·3 膈关	五·3 魂门	四·3 阴谷	五·5 石关
八·5 关门	七·3 京门	☰ 阴陵泉	☰·3 太溪
☰·年 肾俞	五·3 下廉	△ |一·3 厉兑	

（十一）小便赤

| 八·7~100 气海 | 五·3 秩边 | 五·3 阳关 | 五·3 意舍 |
| ☰·3 膀胱俞 | ☰·3 小肠俞 | 五·3 大陵 | 八·7~100 关元 |

（十二）小便数

△|☰·3 大敦 | ☰·3 三阴交

（十三）小便不禁

| ☰·3 承浆 | ☰ 阴陵泉 | △|五 委中 | ☰·3 太冲 |
| △|☰·3 大敦 | 八·7~100 关元 |

（十四）小便难

| 五·3 阴包 | 六·3 曲泉 | 五·3 大巨 | 四·3 阴谷 |

（十五）小便热

| 五·3 浮郄 | ☰·7 列缺 |

（十六）小便浊

|☰·年 肾俞

（十七）溺血

| ☰·年 肾俞 | ☰·7 列缺 | 八/·100 关元 | ☰ 鱼际 |

（十八）大小便不通

| ☰·5 水道 | 五·3 白环俞 | ☰·3 大肠俞 | ☰·7 上髎 |

|☰·7 下髎　　　|☰·7 中髎

（十九）大小便难

|☰·3 丰隆　　　|☰·3 交信　　　|☰/·30～200 长强　　　|☰·3 绝骨

（二十）大小便血

|☰·3 劳宫

（二十一）大小便赤

|八·7～100 下脘

第二十一节　痢、泄泻、溏泻、飧泄

痢为大便下泄脓浊，或白或红，或红白相兼，其病因为湿热结于肠间，或寒邪郁于肠膜。热结之极，能致肠腺发炎，不能吸收消化之营养料，或使微血管破裂，遂下利赤色脓汁；寒郁之极，能使肠腺收闭，亦不能吸收消化之营养料，遂致下痢白色之脓汁，故赤痢多属热，白痢多属寒也。泄者即大便下稀薄粪汁之谓也，泻即大便不克结成粪块，只成稠汁，排泄之谓，即溏泻是也，其病因由于肠内水分过量，三焦水道，不能将肠内水分尽量收吸，以致大便不能燥结，致有溏泻、洞泻之病。洞泻者，即溏泻之甚，言大便排泄如水自洞泄之状也。至飧泄之病，即餐食膏肥之后，必大便下泄是，其病由脾胃虚弱，致膏肥滋养过甚，不能充分消化，注入肠中，不克造成粪块，以致于下泄也。

（一）痢

|☰·3 中膂俞（赤白痢）交信（同上）　　　|五·100 天枢（同上）

|☰·3 内庭（同上）　　　|八·7～100 三里（同上）　　　|☰·3 小肠俞（同）

|☰·3 合谷（同上）　　　曲泉（同）　　　|☰·3 太溪（同）

|☰·3 太冲（同）　　　|☰·3 太白（同）　　　|☰·3 脾俞（同）

|五·3 阳关（赤痢）　　　|五·5 幽门（同）　　　|☰ 腹哀（同）

|☰ 下巨虚（同）　　　|八·5 关门　　　|八·7～100 关元

≡·3 气穴（不止）	八·7 石门（不禁）	八·7～100 三里（久泄）
≡·3 绝骨（洞泄）	≡·3 行间（同）	≡/·30～200 长强
≡·3 然谷	≡·年 肾俞	七·3 京门（同）
≡·3 商丘（泄水）	六·3 曲泉（同）	五·30 天枢（同）
≡·3 复溜（泄后肿）	五·7 意舍（泄虚胀）	≡·3 小肠俞（疠痛而泄）
≡·3 三间（肠鸣泄）	·3～100 神阙	五·7～100 水分
八·7～100 中脘（泄出不觉）		

（二）溏泻

≡·3 太冲	·3～100 神阙	≡·3 三阴交	≡·3 商丘
≡·3 地机	≡ 阴陵泉	≡·3 束骨	△一·1 隐白
八·7～100 中脘	五·100 天枢	≡·3 三焦	≡·3 然谷

（三）飧泄

| 五·3 上廉 | ≡·3 下廉 | ≡ 阴陵泉 | ≡ 中髎 |
| 八·7～100 三里 | | | |

第二十二节　咳嗽及诸气病

咳嗽为深长吸气后，呼气急遽而出，始于厌会软骨之闭塞，肺脏之呼气急出，故开口而发声。咳嗽之原因，多由邪气或痰涎等，刺激气管内之神经而成，至其为病，经谓肺寒内外合邪，因而为咳。五脏六腑均能病咳，肺咳则喘息有音，甚则唾血，必咳则心痛，喉中介介如梗，甚则咽肿喉痹；肝咳则两胁下痛，甚则不可以转，转则两胠下满；脾咳则左胠下痛，阴阴引肩背，甚则不可以动，动则咳剧；肾咳则腰背相引而痛，甚则咳涎，此为五脏咳病。脏咳已久，乃移于六腑，脾咳不已，则胃受之，胃咳则呕，呕甚则能长虫出；肝咳不已，则胆受之，胆咳则呕痰汁；肺咳不已，则大肠受之，咳而遗失；心咳不已，则小肠受之，咳而失气；肾咳不已，则膀胱受之，咳而遗溺；久咳不已，则三焦受之，咳而腹满不欲饮食。此皆聚于胃，关于肺，使人多涕唾而面浮肿气逆也，治脏者治其俞，治腑者治其合，浮肿者治其经，又宜就咳嗽之兼病若何，按经审穴以治之，更为尽善也。

△ ｜一·3 少泽（唾涎）	｜三·3 尺泽（唾浊）
｜三·3 列缺（风痰）	｜三·3 肩中俞（上气唾血）
｜四·3 扶突（上气多唾）	｜三·3 肺俞（肺痿）
·7~49 膻中（肺痈）	｜三·3 大钟（气逆多唾）
｜三·3 廉泉（上气喘息）	十·5 天突（发痒喘痰）
｜三·3 太渊（风痰烦闷）	｜三 鱼际（哕身热）
｜三·3 大杼（头旋）	｜三·3 天井（上气胸痛）
｜三·3 涌泉（喉痹）	｜三·3 前谷（吐衄）
｜三·3 太溪（不嗜食咳血）	｜三·3 昆仑（喘满）
｜三·3 鸠尾（吐血）	｜三·3 心俞（同上）
｜三·3 肝俞（咳血引两胁痛）	·10 五里（吐血）
｜七·3 绝骨（咳引胁痛）	

（一）咳逆

即咳而逆，俗谓咳不转是也。

｜三·3 中府（上气）	｜三·5 孔最（喘）
｜三·5 云门（喘不得息）	五·7~100 魄户（喘）
｜三·3 紫宫（烦心）	｜三·5 玉堂（上气、烦心）
｜三·5 华盖（喘急，哮，嗽）	｜四·5 神藏（喘不得食）
｜四·5 神封（胸满）	｜四·5 步廊（引胸痛）
｜三·5 璇玑（胸胁满，上气）	十·5 天突（暴喘上气）
｜六·7~400 巨阙（上气胸满）	·7~49 膻中（上气，短气）
｜四 周荣（多唾）	｜五·5 风门（喘，上气）
｜三·3 水突（上气）	｜三·3 气舍（同）
｜三·5 气户（同）	｜四·5 俞府（同）
｜三·5 屋翳（上气喘，血多浊）	｜四·5 天溪（上气，喉中有声）
｜三·5 库房（上气，呼吸不得息）	｜三·3 行间（呕血）
｜四·5 彧中（喘）	｜三·3 肝俞
｜三·3 厥阴俞	｜六·5 天泉

| 三　　鱼际（引尻痛）　　　　　　　　| 五・5　不容（喘不得食）

（二）喘

喘为呼吸至数短促之病，由于邪逆胸膈，致横膈膜收放之度增加，以致呼出吸入随之短促，宜就后列各穴随症象而治之可也。

| 三・3　太渊（寒喘，嗽，痰）　　　　| 六・3　曲泉（喘）
| 八・7　上巨虚（喘不能行）　　　　　| 四・5　期门（大喘不得安卧）
| 五・7～100　魄户（喘息咳逆）　　　| 三・3　人中（渴）
| 三・3　尺泽（劳热，喘满）　　　　　| 三・3　昆仑（喘满）
| 三・3　俞府（久喘）　　　　　　　　・3　灵台（喘不得卧）
| 三・5　华盖（喘急上气）　　　　　△|一・3　少商（烦心）
| 三　　迎香（喘息不利，多清涕）　　| 三・3　涌泉（喘急吐沫）
・3　承灵（喘息，鼻塞不利）　　　　・3　人迎（喘不得息）
| 三・3　大钟（喘，胸胀）　　　　　| 三・5　气户（喘，胸胁满）
| 三・3　神门（喘逆身热）　　　　　| 七・7　大包（喘引胸胁中痛）
△|一・3　商阳（喘咳，胸中气满）　| 五・5　不容（喘咳，不嗜食）
| 三・5　承满（喘逆上气）　　　　　| 三　　阴陵泉（喘逆不得卧）
| 四・5　扶突（喘息引咽如水鸡声）　| 五・3　手下廉（喘息不能行）
| 三・3　水突（喘不得卧）　　　　　・7　聚泉（哮喘）
| 三・3　三间（喘满）　　　　　　　| 三　　经渠（喘而欠伸）

（三）上气

上气为气逆上行，不得下行之谓，其病因多由气阻不得下膈，邪逆膈膜而成。

| 三・3　尺泽（咳嗽上气）　　　　　| 三　　经渠（咳逆上气）
| 三・5　风门（咳嗽上气）　　　　　| 三・3　紫宫（呕逆上气）
・7～49　膻中（喘咳上气）　　　　　| 三・3　廉泉（同上）
| 五・年　大椎（呕吐上气）　　　　△|一・3　少冲（热满上气）
| 五・3　承满（喘逆上气）　　　　　| 三・3　云门（冲心）
| 五・100　天枢（冲胸）　　　　　　| 三・3　曲泽（喘上气）
| 五・3　大陵（同）　　　　　　　　| 三　　鱼际（同）

|≡·3 三间（同）　　　　　　|≡·3 解溪（同）
|≡·3 昆仑（同）　　　　　　|≡·3 肺俞（同）

(四) 短气

即呼吸不得至腹，以致短促不能深长是也，由于膈中阻闭不利而成。

|≡·5 天井（短气不得语）　　|≡·3 水突（呼吸短气）
|≡·3 鸠尾（少年房劳，少气短气）　|≡·5 云门（胸胁满，短气）
·4～49 膻中（咳逆，短气）　|四　天府（心痛，短气）
|≡·3 尺泽（肺胀，短气）　　|≡·3 肝俞（目眩，短气）
|五·3 大陵（烦满，短气）

(五) 少气

即呼吸之气感觉缺乏，多因肺虚以致容量减少使然。

|≡·3 尺泽（心烦闷，膨胀）　　|六·7 章门（厥逆，少气）
|≡·3 列缺（胸背寒栗，少气不足以息）　|≡·7 神门（恐悸，少气）
|≡　鱼际（目眩，心烦，少气）　|≡·3 然谷（少气，跗肿）
|≡·3 大钟（少气，淋沥）　　|≡·3 蠡沟（少气，数噫，恐悸）
|五·3 至阳（少气，难言）　　|≡·3 步廊（少气，鼻塞）
|≡·3 间使　　　　　　　　　|五·3 大陵
△|一·3 少冲　　　　　　　　|八·7～100 三里
|≡·3 行间　　　　　　　　　|≡·3 肺俞
|八·4～100 气海

(六) 欠

即欠伸也，由于氧气缺乏，或精神疲劳，意志厌恶时，以张口欠伸深长呼出也。

|≡·3 三阴交　　　　　　　　|≡·3 脾俞（善欠，不嗜食）
|≡·3 内庭（数欠）　　　　　|≡·3 通里（同上）

(七) 嚏

即喷嚏也，由于呼吸神经与鼻内之神经交感，或寒气及物刺激鼻内神经，以致呼气遽急由鼻放出而发声是也。

｜☰·3　风门　　△｜☰·1　攒竹　　｜☰·3　尺泽　　｜☰·3　颔厌

（八）噫

噫与嗳同，即呃逆也，由于横膈膜之痉挛，收放频数，以致呼吸随之而成嗳也。

｜☰·3　太渊（噫气上逆）　　　　｜☰·3　太溪（善噫）
｜☷·7～100　足三里（同）　　　 ｜☰·3　蠡沟（数噫）
｜☰·3　太白（同）　　　　　　　｜☰·3　神门（噫气上逆）

（九）气逆

即呼吸之气逆而不利之谓，由于卫气不调，或宗气不足而成。

｜☰·3　尺泽　　　　｜☵·3　大陵　　　｜☷·3　曲泉
｜☷·7～100　足三里　｜☰·3　陷谷　　　｜☰·3　然谷
｜☰·3　行间　　　　｜☰·3　临泣　　　｜☰·3　肺俞
｜☰·3　商丘　　　　｜☰　　漏谷　　　｜☵·3　血海
｜☰·3　少海　　　　｜☰·7　太渊　　　｜☵·3　幽门
｜☰·3　曲泽　　　　｜☶·3　悬钟　　　｜☶·5　腹结

第二十三节　饮食

饮食之病，多属于各病之兼病，如饮食不下、不化、不思、不嗜及无味，食㑊善饥吐逆等症，宜以本病之穴为主，兼收饮食病之各穴以治之可也。

（一）饮食不下

△｜一·3　少商（痎疟，腹满引饮食不下）　｜☵·5　承满（肠鸣，腹胀，喘逆）
｜☰·3　膈俞（膈胃寒痰）　　　　　　　　｜☵·3　膈关（背痛，脊强）
｜☵·5　魂门（胸背连心疼）　　　　　　　｜☵·3　阳纲（肠鸣，腹痛）
｜☵·5　意舍（背痛）　　　　　　　　　　｜☰·5　胃仓（腹满，虚胀）
｜☰·3　劳宫（气逆，呕哕）　　　　　　　｜☳·5　期门（心切痛，喜呕酸）
｜☰·5　中庭（胸胁支满）　　　　　　　　｜☰·5　紫宫（同）

(二）不嗜食

| 八·7 下巨虚（伤寒胃中热）
| 三·3 冲阳（腹坚大）
△| 一·1 厉兑（寒疟）
| 三·3 公孙（同）
| 三·3 地机（水胀，腹痛）
| 三 阴陵泉（腹中寒）
| 三·3 神门（疟，心烦口干）
| 三·3 肺俞（肺痿、呕吐、咳嗽、支满）
| 三·3 脾俞（黄疸）
| 三·年 胃俞（翻胃呕吐）
| 五·7 阳纲（赤痢）
| 五·5 幽门（心下满烦，胸中痛）
| 五·3 步廊（胸胁满）
| 三·5 神封（呕吐）
| 三·5 神藏（胸胁满）
△| 一·3 关冲（霍乱胸塞）
| 三·5 天井（心胸痛）
| 八·3 维道（三焦不调）
| 七·3 绝骨（心腹胀满，胃中热）
| 四·3 中封（足手厥，身黄，微热）
| 八·7 章门（胁痛烦热）
| ·7～400 水分（水病腹坚大）
| 八·7～100 下脘（云脐有寒谷不化）
| 五·5 建里（肠中痛，呕逆）
| 五 脊中（黄疸，腹满）

(三）食不化

| 三·3 太白（腹胀）
| 三·3 商丘（善味食不化）
| 三·3 三阴交（脾胃虚弱，肠鸣溏泻）
| 三·年 肾俞（虚劳洞泄）
| 三·3 大肠俞（洞泄）
| 三·5 通谷（胸满留饮）
| 八·7 章门（肠鸣盈盈然）
| 八·7～100 中脘（腹胀）
| 八·7～100 上脘（肠中雷鸣相逐）
| 八·7～100 足三里（胃气不足）

(四）谷不化

| 八·7～100 下脘（六腑有寒）
| 六·7 石门（完谷不化）
| 五·5 梁门（大腹滑泄，完谷不化）
| 三·3 悬枢（同）

(五）饮食不消

| 九·7 志室
| 六·7 胞肓
| 三·3 三阴交（心腹胀满）

(六）不思饮食

| 五·5 梁门（胁下积气）
| 三·3 三阴交（心腹痛）

(七) 食不下

五·100　天枢（水利不止）	△	一·3　隐白（腹胀满，呕吐）
四　　周荣（胸胁满）		三·3　心俞（黄疸，呕吐）
三·3　胆俞（劳热骨蒸）	六·5　幽门（心痛气逆）

(八) 食无味

|二·7～49　百会　　|三·3　气户　　|三·3　内庭

(九) 食侨

即多食身瘦也。

|三·3　大肠俞　|三　漏谷　|三·年　胃俞　|三·3　肺俞

(十) 消食善饥

△|一·1　厉兑

(十一) 不能食食则心痛

|三·3　膈俞　　|三·3　悬厘

(十二) 饮食烦满

|三·3　率谷（胃寒）　|八·7～100　足三里（同）

(十三) 食后吐水

|三·3　三阴交（胆虚）　|三·3　肺俞
|四·5　期门

(十四) 饮食吐逆

|三·3　三焦俞

(十五) 喜饮

即好饮酒也。

|四 周荣　　　　　　|≡·3 行间

(十六) 饮水无度
|≡·3 人中　　　　　　|≡·7 神门（喜冷）

(十七) 烦渴
|≡·3 劳宫　　　　　|≡·3 涌泉（喘）　　　|≡·3 支正

(十八) 食噎痛
|≡·5 乳根　　　　　|≡·3 大钟　　　　　　|≡·5 中庭

(十九) 消渴

消渴，分为三消，脾消、中消、肾消。《素问》云：胃府虚食斗不能充饥，肾脏消饮百杯不能止渴，及房劳不称心意，此乃因燥成渴，能克化，故成此病。其病理详于前"口干渴"条中。

|≡·3 人中　　　　　|≡·3 公孙　　　　　|≡·3 脾俞
|八·7～100 中脘　　 |五·5 关门　　　　　△|一·3 关冲
|≡·3 照海（饮不止渴）　　|≡·3 太溪（房劳，不称心意）
|八·7～100 三里（食不充饥）　△|五 委中　　　△十宣
|≡·3 列缺　　　　　|≡·3 然谷　　　　　|≡·3 阳池
|≡·3 行间　　　　　|≡·3 承浆　　　　　|五·7 意舍

第二十四节　呕吐

有声无物谓之呕，有物无声谓之吐。呕吐者，涎沫等汁，或饮食各物，自胃由食道至口呕吐而出也。其病因，多由胃腑不能消化，或胃腺分泌缺少，或脾肝不能温化，胃中食物，或胃中聚滞，幽门处之阔约筋束紧，或肾中膵膜，不能吸收胃中过量之水等变化，均能使人呕吐，宜详明其症象，取穴治之可也。

|≡　经渠（心痛）　　　　　|≡·3 尺泽（烦胀，口干）

｜五・5　不容（腹虚鸣）　　　　△｜一・3　隐白（腹胀）
｜≡・3　太白（烦满，身热，腹胀）　｜≡　承光（头痛，心烦）
｜五・5　风门（风劳）　　　　　　｜≡・3　肺俞（皮滞）
｜≡・3　心俞（心急食不下）　　　｜≡・3　膈俞（膈胃寒痰）
｜≡・3　胆俞（咽痛口苦）　　　　｜≡・年　胃俞（翻胃，朝食夕吐，夕食朝吐）
｜五・7　魄户（烦渴）　　　　　　｜五・7　意舍（腹满虚胀）
｜≡・3　太溪（痰塞）　　　　　　｜≡・3　大钟（胸胀满）
｜五・5　幽门（呕吐涎沫）　　　　｜≡・5　筑宾（同）
｜≡・5　少海（同）　　　　　　　｜七・3　䯒筋（同）
・7〜49　膻中（同）　　　　　　　｜十・5　天突（呕吐涎痰）
・7〜49　神庭（呕吐，昏眩）　　　｜≡・5　强间（目眩，头痛，呕吐）
｜五・年　大椎（肺胀，呕吐）　　　｜≡・5　中庭（呕吐，食出）
｜≡・3　率谷（同）

（一）呕逆

即作呕逆而不易吐出也。

｜八・3　维道　　｜≡・3　太冲　　｜≡・3　侠白　　｜≡・3　紫宫
｜五・5　石关　　｜十・5　天容　　｜≡・3　上脘　　｜≡・3　三焦俞

（二）干呕

即呕不能吐，时作时息是也。

｜≡・5　侠白　　｜≡・3　间使　　｜≡・3　胆俞　　｜≡・3　通谷
△｜一・3　隐白

（三）呕沫

｜≡・3　间使　　｜≡・3　列缺

（四）呕涎血

｜六・3　曲泽

（五）呕酸汁

│四·5　期门　　│六·3　日月

（六）吐

即不须作呕饮食及涎沫等物，自能由食道上行而出也。

│三·3　大都　　│九·7　志室　　│二·7～49　百会　　│八·7～100　下脘

│六·7～49　巨阙

（七）唾

即涎沫各物由口内吐出谓。

│三·3　紫宫（唾如白胶）　　│六·3　辄筋（多唾）

│三·3　彧中同　　△│一·3　少商（唾沫）

第二十五节　血病

血病分咳血、吐血、呕血、衄血等症。咳血由于气管内之微血管破裂，以致血液刺激神经而咳，血随咳出，多与痰涎混合；吐血由于食道内之血管胀破，以致血随食道上达，自口吐出，其量较咳血为多；呕血多由胃内血管胀裂，血聚胃中，须呕而后吐出；衄血即鼻、耳、目、口、齿等出血是，由于热结营中，血液上行，聚滞过甚，致将鼻或耳目口齿之脉网胀破，血溢于外者是，鼻、齿衄为常见之症，耳、目、口衄症最少，其齿、口衄血由口唾出者，即为唾血也。

（一）咳血

│三·3　太渊　　│三·3　涌泉　　│三·3　肝俞　　│·3　然谷

│三·3　列缺　　│八·3～100　足三里　　│三·3　肺俞　　│五·年　百劳

│三·3　乳根　　│五·3　风门

（二）吐血

│五·5　不容　　│三·7　神门　　│三·3　阴郄　　│三·3　太渊

·10　五里　　│三·5　心俞　　│三·5　孔最　　│三·5　紫宫

|六・7　石門　　　・3　气冲　　　|≡・3　鸠尾　|≡・7　巨骨
|八・7～100　上脘

(三) 呕血
|≡・7　神门　　|八・7～100　上脘　|≡・3　行间　|≡・3　太冲
|≡・3　紫宫　　|≡／・30　长强　　|≡・3　太渊　|≡・3　曲泽
|≡・3　阴郄　　|≡　　鱼际

(四) 衄血
|六・3　曲泉　　△|一・3　隐白　　|≡・5　郄门

(五) 唾血
|六・3　肩中俞　|≡・3　肝俞　　|≡・5　承满　|≡　　地五会
|四・5　屋翳

(六) 内损唾血
|≡　　鱼际　　　|≡・3　尺泽　　|≡・3　间使　|≡・7　神门
|八・7～100　三里　|≡・3　肺俞　　|≡・3　太冲　|≡・3　然谷
|≡・3　太溪　　|≡・3　劳宫　　|六・3　曲泉

第二十六节　痰病

痰为气管内黏膜所分泌之液汁因邪浓结而成，或膈膜之间液汁凝结，亦移聚为痰，其初未经结凝者为痰气，结聚尚未凝固而稀薄者为痰饮，凝聚固结不散为痰癖也。

(一) 痰气
△|一・3　少冲　　|≡・3　膈俞　　|≡・3　率谷

痰饮
|六・7～49　巨阙　|八・7～100　足三里　|≡・3　丰隆　|四・5　屋翳

| 八・7～100　上脘　　　　| 三・3　兑端

（二）痰癖

| 五・5　不容　　| 三・3　脾俞　　| 三・3　太溪　　| 八・7～100　足三里
| 三・3　丰隆

（三）一切痰病

・100～500　膏肓俞

第二十七节　积聚

滞留不去为积，时聚时散为聚。积多因于血，故留而不去；聚多因于气，故能时聚时散也。其病恒居腹部膜层之中，男子则名痃癖，女子名为癥瘕。痃谓聚久旋散，癖谓结聚成癖也。癥言有象可症，瘕与假通，言时聚时散为不真也，前节五脏之积亦积聚一类也，已列于五脏病中，兹仅就通常积聚言之。

（一）积聚

| 三・3　四满　　　　　　　　| 五　脊中
| 八・7～100　上脘（坚大如盘）| 八・5　关门（积气胀满）
| 三・3　悬枢（积气上行）　　| 八・7～100　关元（冷气积块痛）
| 三・3　肝俞（积痞痛）　　　| 五・3　不容（痃癖）
| 三・3　脾俞（同上）　　　　| 三・3　太溪（同上）

（二）诸积

即饮食气血痰水等物，积滞不行者是也。

| 八・7～100　三里　| 四・3　阴谷　| 三・3　解溪　| 三・3　通里
| 八・7～100　中脘　| 三・3　肺俞　| 三・3　膈俞　| 三・3　脾俞
| 三・3　三焦俞

（三）腹中气块

块头上一穴，沿皮针二寸五，灸二七壮，块中上一穴针三分，灸三七壮，块尾上一穴沿皮针三寸半，灸七壮。

第二十八节　水肿

水肿之病，由于卫气之循行膜层中者，或因卫虚不能蒸发于外，以致遇冷凝水，容于皮下，后来之卫气复随凝水化湿，初尚下部微肿，或水随风上达，致面目浮肿有光成为风水，日积月累，卫化成水愈多，以致水胀皮下，成为水肿之病。其病多由足肿渐次上腹以至胸，终至皮肤破裂水尽而死。试以指重按病者肿起之处，如按处成陷，久不能起者，则纯系水肿；如陷处随印平复者，则多系气肿也。治疗之法，先就足部取穴，用粗针沿皮针入皮肤之中，强针使之上行，开大其孔，以清油涂于针孔，然后出针，引水外泄，或针数穴，肿甚者可针至十余穴，务使积水由孔外泄，故古人治水肿，有刺五十七穴之法，水泄肿平，然后重灸治水诸穴，使皮下温热，卫气充盛，不至再行生水；或行针大补，使卫气温暖，随闭针孔，不令遇冷再化成水，斯为根治也。

三·3 列缺	三·3 合谷	三·3 间使	三·3 阳陵泉
四·3 阴谷	八·7~100 足三里		四·3 曲泉
三·3 解溪	三·3 陷谷	三·3 临泣	三·3 太冲
三·3 公孙	三·3 复溜	一·7 厉兑	三 阴陵泉
三·3 三阴交	·100~500 水分（禁针）		·7~49 神阙
三·3 地机	八·7~100 中极		十·100 天枢
三·年 肾俞	三·3 人中		

第二十九节　瘿瘤

瘿发于阳，色红而高突，蒂小下垂；瘤发于阴，色白而漫肿，根大顶平，多无痒痛。瘿分筋、血、肉、气、石五种，筋起呈露于外者曰筋瘿，赤脉交结者曰血瘿，皮肉如常惟突大者曰肉瘿，随喜怒为消长者曰气瘿，坚硬如石按之不可移易者曰石瘿，此五瘿之别也。瘤亦有五，血燥筋挛结于瘤表曰筋瘤，此多因心火逼血沸腾积滞而成也；肉软如棉，或硬似馒，皮色不变不紧不宽者，曰肉瘤，此多因脾气郁逆于内而成也；软而不坚，皮色如故，或消或长，多随喜怒，无热无寒者，曰气瘤，此多因于肺气郁逆而成也；形色紫黑，坚硬如石疙瘩高起，推按不移，昂昂坚贴于骨际者，曰骨瘤，此因于肾气郁逆而成也；此五瘤之名也。瘿瘤之病因，大约相同，不过瘿发于表，故蒂小而下垂；瘤发于里，故根太顶突，有如覆碗之状也，宜就之属于何经及所在之部位，按经或切近取穴，并酌取下列各穴以治之。

三·3 中府	三·3 气舍	三·3 通天	三·7 臑会
三·3 云门	四 天府	七·3 风池	·9~47 膻中
三·3 扶突	十·5 天突	三·3 天窗	三·3 缺盆
四·3 俞府	三·3 合谷

第三十节　瘰疬

瘰疬即俗所谓痒子，小者为瘰，大者为疬，生于项前属阳明经，名为痰瘰；项后者属太阳经，名子湿瘰；项之左右两侧属少阳经；遇怒即肿者，名为气疬；筋缩者，名为筋疬；连绵如贯珠者，名为瘰疬；或赤色而坚痛，如火烙肿，其热甚猛，多生于缺盆处或腋下者，名为马刀瘰疬，即马刀疡；生于项上绕项起核者，名为蟠蛇疬；延生胸前连腋下者，名瓜藤疬；在左耳根肿核者，名惠袋疬；右耳根肿核者，名蜂窝疬。以上诸疬，如推之移动者为无根，易治；不易移动而坚者，为有根，难治。其病因不外痰、湿、风、热、气、毒滞聚于淋巴腺上循之地，结核而成，更兼恚怒、忿郁、幽滞、谋虑不遂，而病势增重，宜按经取穴亟治为要。

（一）瘰疬

三·5 手三里	·10 五里	三·7 臂臑	·3 人迎
三·3 缺盆	三·3 少海	三·3 间使	七·3 翳风
·7 肘尖	三·3 外关

（二）马刀疡

寒热可治，内溃难治。

| 三　渊腋 | 五·3 阳辅 | 三·3 太冲 |

(三) 蟠蛇疬

| ☰·3 外关 | ☰·5 天井 | 七·7 风池 | ·7 肘尖 |
| ☰·3 缺盆 | △ 十宣 | | |

(四) 瓜藤疬

| ☰·3 外关 | ☰·3 肩井 | ·7~49 膻中 | 五·3 大陵 |
| ☰·3 支沟 | ☰·3 阳陵泉 | | |

(五) 惠袋疬

| ☰·3 外关 | 七·7 翳风 | ☰·3 后溪 | ·7 肘尖 |

(六) 蜂窝疬

| ☰·3 外关 | 七·7 翳风 | 四·3 颊车 | ☰·3 合谷 |

第三十一节　尸厥

尸厥即人病暴死，厥逆如死尸，然呼吸脉动，犹如常人，此为营卫滞郁于络，突然闭塞，以致神经顿失，知觉运动毫无，形成死尸，故名尸厥也。宜先刺手足少阴、太阴、足阳明五经井穴，隐白、涌泉、厉兑、少商、少冲，如不愈，针神门，以竹管吹两耳，以指掩管门勿泄气，急吹每极三度，务令脉络通，甚者灸百会三壮，并依后穴酌量治之。

☰·3 列缺	☰ 禾髎（口不可开）	☰·3 通天
☰·3 仆参	八·7~100 中极	六·7~49 巨阙
☰·7~49 百会	☰·3 金门	☰·3 内庭

第三十二节　声音言语

失音之症，多为兼症，或中风失音，或吐血失音，或舌强缓急失音，或音带变化而失音，或久病而失音。宜先治其主病，兼取失音各穴以助治之可也。

| ☰·3 孔最（吐血失音） | ☰·3 合谷（喉痹，失音不能言） |

三·3 天鼎（暴气硬逆）	三·3 扶突（同）
四·5 颊车（中风口噤）	三·3 地仓（偏风）
三·3 大迎（舌缓、强急不能言）	·3 青灵（暴瘖）
三·3 通里（络虚暴瘖）	三·3 天窗（暴瘖）
三·3 涌泉（舌急）	三·3 太溪（同）
三·3 通谷（同）	·7 三阳络（暴哑）
三·3 浮白（痈肿不能言）	十·5 天突（咽冷声破，瘖不能言）
三·3 承浆（暴瘖）	三 哑门（舌缓风哑）
四 风府（同）	·3 支沟（暴瘖）
二 间使（同）	二 鱼际（同）
三·3 然谷（舌强急）	五·3 阴谷（同）

(一) 狂言

即言话狂妄，或怒骂不择尊卑，或多言而狂，或登高歌啸，多因癫狂之病而然。

(二) 狂言，善笑，妄见

| 三·3 阳溪 | 三·3 温溜 |

(三) 登高而歌

| 三·3 丰隆 | 八·7 下巨虚 |

(四) 狂言

三·3 太渊	五·3 下廉	三·3 昆仑
三·3 阳谷（数回顾）	三·3 液门（同）	五·3 大陵（不乐）
二·7 百会（多言）	三·3 复溜（同）	

(五) 喜哭

| 二·7~49 百会 | 三·3 人中 |

(六) 善笑

| 三·3 人中 | 三·3 列缺 | 三·3 阳溪 |

｜五・3　大陵

第三十三节　虚劳诸病

　　虚劳之病，古人分五劳、七伤、六极等名。久视则劳血，久卧则劳气，久坐则劳肉，久行则劳筋，久立则劳骨，此为五劳。大饱则伤脾，形寒饮冷则伤肺，大怒气逆则伤肝，忧愁思虑则伤心，强力举重久坐湿地则伤肾，风雨劳役则伤形，恚忿幽郁不遂则伤志，此为七伤。六极者，即人身之气，血，筋，骨，肌，精六者虚惫均至于极之谓也。大凡虚劳各病，总不外此。

　　凡虚劳之久，则成劳瘵，其症象手足心热，盗汗，精神困顿，骨节疼痛，四肢怠惰，初发喘咳，渐吐脓血，肌瘦面黄，劳热骨蒸，饮食不化等，甚则瘀血郁结，蒸发而成瘵虫，以至随血统而相传染，终致绝门灭户者有之，此则为传尸瘵也，宜随其症象依穴取治之。

（一）劳瘵

｜五・3　下廉　　　｜八・7　上巨虚　　　≡・3　鸠尾（传尸）

｜≡・3　肺俞（同）　｜八・7～100　中极　　・7～49　膻中（同）

・100～200　膏肓俞　｜八・7～100　三里　　｜八・7～100　中脘

｜≡・7～49　百会　　｜≡・3　涌泉　　　　・7　四花（即膈俞、胆俞穴也）

（二）虚劳羸瘦

｜≡・年　肾俞　　　｜八・7～100　气海

（三）五劳七伤

｜≡・年　肾俞　　　｜≡・3　中髎（六极）　｜≡・3　肩井

｜四　陶道　　　　　｜四　身柱　　　　　　｜≡・3　肺俞

・100～900　膏肓俞　・7　四花

（四）诸虚百损

・100～500　膏肓俞　｜≡・年　肾俞

（五）少年房劳

即因过于行房而成劳也。

｜≡·3　鸠尾　　　　｜六·3　曲泉

（六）虚劳失精

即虚劳成病，致肾亏损，精不内敛返脑而下泄，或射精管因房劳受损而失其作用，以至精不能固，泄出不知，此均名为失精。至于遗精病因，亦同于失精，则分为有梦、无梦二者，无梦而遗仅由肾中真火，即命门中相火炽烈，以致睡熟火随精动，不克内敛而泄；有梦而遗，则由相火上交于心，心脏神经不克睡眠，完全休息，以致成为与人交媾等幻梦，精随梦泄也。

｜≡·3　至阳　　·3　横骨　　｜≡·5　大赫　　｜六·7~100　曲骨
｜八·7~100　中极　｜八·7~100　关元　｜六·3　曲泉　　｜四·3　中封
｜≡/·30　长强

（七）遗精

｜≡·3　然谷　　｜≡·3　列缺　　｜八·7~100　关元　｜≡·年　肾俞

（八）梦遗

｜≡·3　三阴交　　｜≡·年　肾俞　　·100~500　膏肓俞
｜九·7　志室　　｜≡·3　心俞　　｜五·5　命门
｜≡·3　白环俞　　｜六·3　曲泉　　｜≡·3　中封
｜≡·3　太冲　　△｜一·3　至阴　　｜≡·3　脾俞
｜≡·3　三焦俞

第三十四节　杂病

（一）鼠溪肿痛

腿斑中有核名鼠溪，即淋巴系结节之处，其核发肿而痛，是为鼠溪肿痛，即俗所谓生鱼口是也。

·3　箕门　　　　｜≡·3　三阴交　　｜≡·3　太冲

（二）痈疽

痈起壅肿于外，毒发于表，疽则沮滞于内，毒由于里，其实同为恶疮。治疗之穴，古人分背、胸、鬓、髭等部位，取其穴治之，如痈疽从背发者，取足太阳经至阴、通谷、束骨、昆仑、委中五穴选用；从鬓发者，取少阳经窍阴、侠溪、临泣、阳辅、阳陵泉五穴选用；从髭发者，取阳明经厉兑、内庭、陷谷、冲阳、解溪五穴选用；从胸发者，则取绝骨一穴治之，此特治疗之一法耳，更宜就所发之部位，按经或切近审取有效之穴以治之可也。

（三）背发痈疽

△│一・3　至阴　│≡・3　通谷　│≡・3　束骨　│≡・3　昆仑
△│五　委中

（四）鬓发痈疽

△│一・3　窍阴　│≡・3　侠溪　│≡・3　临泣　│五・3　阳辅
│≡・3　阳陵泉

（五）髭发痈疽

△│一・1　厉兑　│≡・3　内庭　│≡・3　陷谷　│≡・3　冲阳
│≡・3　解溪

（六）胸发痈疽

│七・3　绝骨

（七）痈肿

│≡・3　浮白　│≡・3　头窍阴　△│一・3　足窍阴

（八）疔疮

│≡・3　束骨（生背部）　│≡・3　合谷（生面上与口角）
│六・7　曲池（生手上）　・3　肩井（背部）
│≡・3　太冲（同）　八・7～100　三里
△│五　委中（同）　│≡・3　临泣（同）

|≡·3 行间（同）　　　|≡·3 通里
|≡·3 少海

(九) 疥癣
|五·3 大陵　　|≡·3 支沟　　|≡·3 龈交

(十) 痂疥
|≡·3 阳溪　　|六·7 曲池　　|≡·3 后溪

(十一) 瘾疹
|八/·7~49 肩髃　|五 伏兔　|六·7 曲池　|≡·3 曲泽（风疹）

(十二) 浑身生疮
|六·7 曲池　|≡·3 合谷　|八·7~100 三里　|≡·3 行间

(十三) 悲愁不乐
|≡·3 极泉　|·5 天井　△|≡ 大敦　·3 神道

(十四) 忧惚不乐
|≡·3 络却　|≡·3 听会　|五·5 陶道

(十五) 太息
|≡·3 少府　|六·3 辄筋　|六·5 日月　|≡·3 丘墟

(十六) 健忘
|≡·3 少海　·100~500 膏肓俞　△|≡ 涌泉　|五·5 幽门
|─·7~49 百会　·3 神道

(十七) 惊恐畏人神气不足
|≡·3 命门　|─·3 瘈脉

（十八）惊恐悲泣

| 五·3 大陵　　| 三·3 天冲

（十九）善洁

| 五·5 阳辅

（二十）善怒

| 三·3 行间　　| 五·5 阳辅

（二十一）脱阳欲死

| 八·7~100 气海

（二十二）嗜卧

| 二·7~49 百会　　| 三·5 天井　　| 三·3 三间　　| 三·3 二间
| 三·3 太溪　　| 三·5 照海　　△| 一·1 厉兑　　| 三·3 肝俞
| 三·3 膈俞　　| 三·3 商丘（怠惰）　　　　　·10 五里（同）

（二十三）不得卧

| 三·3 三阴交　　| 三·3 太渊　　| 三·3 公孙　　△| 一·3 隐白
| 三·3 肺俞　　| 三·3 阴陵泉

（二十四）夜梦颠倒

| 三·3 天牖　　△| 一·1 厉兑　　△| 一·3 隐白

（二十五）魇梦

| 三·3 商丘　　△| 一·3 足窍阴　　△| 一　厉兑　　△| 一·3 隐白

（二十六）瘟疫

| 六·7~49 巨阙　　| 三·3 人中　　| 三·3 龈交

(二十七) 痧症

△ 十宣（腹痛、吐泻、肢厥）

△ |五　委中（泄泻、恶寒肢冷、肠鸣绞痛，俗名绞肠痧）

・7～49　膻中　　|二・7～49　百会　　|八・7～100　丹田　　△|一・3　大敦

△|一・3　窍阴　　△　十宣　　　　△　井穴　　　　△　尺泽（青络）

(二十八) 卒死

|十　会阴（补）

(二十九) 溺死

先倒水，出针一寸，补，余不可针。

(三十) 蛊毒

|六・7～13　巨阙

(三十一) 中恶

|八・7～100　气海

(三十二) 猫鬼

即俗谓小神子是也。

|六・7～14　巨阙　　　・7　鬼眼

(三十三) 狐魅鬼邪

|三・3　间使　　　・7　鬼眼

第三十五节　妇女病

(一) 月事不调

即月经时，或差前错后，或过多过少，或血液凝黑，或色清淡，或来时心闷腹痛，或经冷如冰，热如炽，种种症象，均为不调，多因于寒、热、燥、湿、郁、滞，以致任脉阻逆血液不能下胞，或不能由任上心，大约经期短而凝热且少兼腹痛者，属于燥热，期长清冷且多兼心下闷者，属于寒湿也。

五・3　血海	三・3　中髎	三・3　然谷
三・3　照海	五・5　气穴	五・3　四满（疠痛）
三・3　间使（血积成块）	八・7～100　中极同	八・7～100　气海
五・3　带脉	三・3　蠡沟	六・3　阴包
十・5　中注	三・3　三阴交	三・3　临泣
三・年　肾俞		

（二）月事不利

即经水不畅利也。

| 三・3　足临泣 | 三・3　三阴交 | 八・7～100　中极 |

（三）月事不止

| △ 一・3　隐白 | 八・7～100　阴交 | 三・3　三阴交 |
| ・3　气冲 | ・5　独阴 | |

（四）经冷若冰来无定时

| 八・7　关元（重灸） |

（五）月水不来

即经闭也。

| 四・5　交信 | 八・7～100　腰俞 | 四・5　水泉 |
| 八・7～100　关元 | 三・3　三阴交 | |

（六）经来心下闷痛

| 四・5　水泉 |

（七）妇人漏下恶血

即有孕经犹时下故名曰漏血。

|☰·3 太冲（漏血不止）　　|☰·3 三阴交　　|四·3 血海

（八）女子经水不通

即年至十四而天癸不至也。

·3 会阴

（九）血崩

即血下注流有如山崩，故名血崩也。

|☰·3 三阴交（崩晕不省人事）　　|☰·3 通里（经多而崩）

|五·3 血海（暴崩不止）　　△|一·3 大敦（同）

|八·7~100 阴交　　|☰·3 行间　　|☰·3 中都　　|☰·3 然谷

|☰·7~100 气海　　|四·5 阴谷　　|☰·3 太冲　　|八·7~100 中极

（十）妇女癥瘕血结成块

|五·100 天枢　　|☰·3 地机　　|六·3 曲泉

（十一）妇人血脏积冷

|五·5 归来　　|八·7~100 关元（灸）

（十二）脏有恶血上冲腹痛不可忍

|五·5 石关

（十三）妇人血气痛

|☰·3 申脉

（十四）癥瘕

|☰·3 膀胱俞　　|☰·3 关元俞　　|五·100 天枢

（十五）妇人小腹肿

|☰·3 行间　　|六·3 曲泉

（十六）小腹胀满

|≡・3　水道

（十七）小腹满

|六・7　带脉

（十八）女子心痛

|五・5　幽门

（十九）赤白带下

因湿邪郁于血脏时，下赤色或白色，或赤白相兼之脓汁是。大抵湿热甚者，多下赤带，湿兼寒者多下白带，寒热湿三者均甚则下赤白带也。

|≡・3　小肠俞　　|≡・3　中髎　　|≡・3　三阴交　|六・7　带脉
|八・7～100　关元　|≡・7　大赫　　|十・5　五枢　　|六・7　曲骨
|八・7～100　气海　|八・7～100　中极　|≡・3　白环俞　|≡・年　肾俞

（二十）妇人绝嗣

|≡・3　上髎（下白沥）　　　　　　・3　阴廉（未经生产灸之效）
|八・7～100　中极　|≡・3　商丘　　・7　气冲　　|≡・3　涌泉
|≡・3　然谷　　|五・3　四满　　|五・5　石关　　|八・7～100　关元
|十・14　子宫

（二十一）妇人乘经交接羸瘦

|≡・3　三阴交　|≡・年　肾俞　|八・7～100　中极
|八・7～100　气海　|五・年　百劳　|五・5　风门

（二十二）妇人月事不来面黄成干呕，妊娠不成

|六・7　曲池　　|≡・3　支沟　　|八・7～100　足三里
|≡・3　三阴交

(二十三) 血块

|六·3　曲泉　　|☰·3　复溜　　|八·7~100　足三里　|☰·3　三阴交

(二十四) 妊娠子上冲心

·3　气冲　　|七·7　冲门　　|六·7~49　巨阙　　|☰·3　合谷

|☰·3　三阴交

(二十五) 妊娠胎动横生

|☰·3　三阴交　　|☰·3　太冲　　|☰·3　合谷

(二十六) 横生手先出

·3　右足小趾尖

(二十七) 难产

·3　气冲　　|☰·3　肩井　　○|☰·3　合谷

☆|☰·3　三阴交　　·5　独阴

(二十八) 产妇血晕

|八·7~100　三里　|☰·3　支沟　　|☰·3　三阴交

(二十九) 产后恶露不行

|八·7~100　中极　|☰·3　三阴交

(三十) 产后恶露不绝

|☰·3　中都　　　　　　　　|八·7~100　关元

|☰·3　石门（血结成块）　　|八·7~100　气海（绕脐疼痛）

|八·7~100　阴交（绕脐冷痛）

(三十一) 产后血块痛

|☰·3　三阴交　　　　　　　|八·7~100　气海

(三十二) 胞衣不下

| ☰•3 昆仑 | •3 气冲 | 八•7～100 中极 |

| ☰•3 三阴交 |

(三十三) 死胎不下

| •5 独阴 | ☰•3 列缺 |

(三十四) 堕胎后手足厥

| ☰•3 肩井 |

(三十五) 子门肿痛不端

| 八•7～100 中极 |

(三十六) 阴门忽然红肿

| •3 会阴 | 八•7～100 中极 | ☰•3 三阴交 |

(三十七) 妇人产无乳

| ☰•3 前谷 | •7～14 膻中（乳汁少） |

| ○|—•3 少泽（乳汁少） | ☰•3 合谷（同） |

(三十八) 乳痈

即乳生痈疮也。

☰•3 乳根	八•7～100 足三里	八•7 下巨虚
☰•3 神封	|— 地五会	☰•3 临泣
☰•3 侠溪	|＝ 鱼际	△|五 委中
△	—•3 少泽

(三十九) 乳肿痛

| ☰•3 梁丘 | ☰•3 临泣 | ☰•3 乳根 | 四•5 天溪 |
| 五•30 肓门 |

（四十）阴痒

| 八・7～100　阴交　　| 八・7～100　中极　　| 六・3　曲泉　　|≡・3　然谷
|≡・3　少府

（四十一）阴痛

|≡・3　少府　　| 八・7～100　中极　　△|≡・3　大敦（中痛）

（四十二）阴挺出

|≡・3　少府　　|≡・3　然谷　　|一・3　水泉　　|四・5　交信
△|≡・3　大敦　　|六・3　曲泉　　|≡・3　蠡沟　　|≡・3　照海

（四十三）阴胞有寒

|七・3　承扶

第三十六节　小儿病

（一）慢惊风

因脾弱不能营养筋脉，以致发时手足瘛动成为慢惊。

|≡・3　尺泽　　|≡・3　商丘　　|≡・3　行间　　△・3　隐白

（二）惊风

即发时瘛疭，或摇头、张口、反折、目上戴等症是。

|≡・3　腕骨　　|一・5　印堂　　|≡・3　人中　　|≡・7～49　百会
|≡・3　金门　　|≡・3　昆仑　　|≡　丝竹空　　△　井穴（急惊）

（三）小儿五痫

即时发时间，发时作猪、羊、牛、马、犬声，或吐白沫，手足瘛动，目戴反张等症。

・7～49　水沟　　・4～49|≡　百会　　|≡・7　神门　　|≡・3　昆仑
|六・7～49　巨阙

(四)风痫

即风邪由外引入成痫，非由内起，故发时在外肢体之一部，遽然作痛，引入心中遂致发痫是也。

·7 神道　　·7 天应（即在外先行作痛之处）

(五)惊痫

即受外界之惊恐，突然发痫者是。

△｜一·3 瘈脉　·7 身柱　｜三·3 前顶　·3 顶上（旋毛中）

(六)马痫

即发时声叫如马鸣是。

｜三·3 照海　｜三·3 鸠尾　·3 心俞　｜三·3 仆参　·3 脐中

(七)猪痫

即发时口吐白沫，甚作猪鸣。

｜三·3 心俞　　｜八·7～100 足三里　｜三·3 鸠尾
｜三·3 涌泉　　｜八·7～100 中脘　　｜六·7～44 巨阙

(八)羊痫

即发时吐舌、瘈疭，声如羊鸣是也。

·3 筋缩　　｜三·年 大椎　　｜三·3 鸠尾

(九)牛痫

即发时牛鸣是也。

｜三·3 鸠尾　｜三·3 大椎　·3 上星　·7，4～49 百会

(十)犬痫

即发时如犬声是。

｜三·3 劳宫　｜三·3 昆仑　｜三·3 申脉

(十一) 鸡痫

即发时如鸡鸣声是。

足三阳井、荥、俞、经、合穴各灸壮。

(十二) 食痫

即小儿食过饱则发痫是。

| ≡ · 3　鸠尾　　　|八 · 7～100　中脘　　　△| 一 · 3　少商

(十三) 小儿吐奶

· 3　中庭

(十四) 小儿奶痫不止

· 7　神阙

(十五) 小儿脱肛

| 五　脊中　　　| ≡ · 7～49　百会　　| ≡ · 30　长强　　| ≡ · 3　大肠俞

| ≡ · 3　鸠尾

(十六) 小儿胎疝

| ≡ · 5　筑宾（痛不乳）

(十七) 小儿卒疝

| ≡ · 3　太冲

(十八) 小儿舌强不唧乳

· 3　阳谷

(十九) 小儿乳蛾

△| 一 · 3　少商　　　| ≡ · 3　合谷　　　△| 十宣

(二十) 小儿夜啼

- 3　百会

(二十一) 小儿遗尿

- 7　气海　　　・7　关元

(二十二) 小儿龟背

☰・3　肺俞

(二十三) 小儿龟胸

☰・3　外丘

(二十四) 小儿呕吐涎沫

- 3　颅息

(二十五) 小儿食时头痛

- 5　譩譆

(二十六) 小儿羸瘦

☰・3　胃俞

(二十七) 小儿心气不足数岁不语

☰・3　心俞

(二十八) 小儿猢狲劳

即劳久瘦弱如猴也。

△　四缝

(二十九) 小儿喜欠

- 3　翳风

(三十) 小儿陷囟不合
・3 阴交　　　・7 水分　　　・7 长强　　　脐上二分各三壮

(三十一) 小儿龈烂
|≡・3 劳宫

(三十二) 小儿牙疳蚀烂
|≡・3 承浆

(三十三) 小儿肾胀偏坠
・3 关元　　　|≡・3 大敦

(三十四) 小儿面疮
・3 龈交

(三十五) 小儿遍身生疮
|六・7 曲池　　　・3 合谷　　　|八・10 三里　　　|七・3 绝骨
|五 膝眼

(三十六) 小儿赤游风
此因风热郁发皮下，发为红块，游走无定是。
|≡・7 百会　　　△|五 委中　　　△ 穴井

(三十七) 小儿浑身发红丹
即风与湿热郁发皮表为红色疹子者是。
|≡・7 百会　　　|六・7 曲池　　　|八・7 足三里　　　△|五 委中

(三十八) 初生小儿脐风
其症多在出后二三日，始则目下发黄，至不食乳，哭声渐哑，以致面色萎黄，口噤无声，肚胀起青筋，舌强不能乳食，不过七日而死。多因断脐不慎，风从脐带侵入，随脉膜上脾至心，循咽达目系，卫阳随风化湿成黄，脾脉连舌本散舌下，致有口噤舌强不食乳之症，经久不治，化湿积滞，营卫阻塞，以致死亡也。灸脐风灯火十三穴：

| ≡ • 3　　　然谷　　　　囟会　　　　　印堂　　　　　　人中
承浆　　　　　　　少商　　　　　　　脐心

脐上下各一壮，左右各二壮，通计计十三壮。

百证赋

　　百证穴俞，再用三心。囟会连于玉枕，头风疗以金针。悬颅、颔厌之中，偏头痛止；强间、丰隆之际，头痛难禁。原夫面肿虚浮，须仗水沟、前顶；耳聋气闭，全凭听会、翳风。面上虫行有验，迎香可取；耳中蝉鸣有声，听会可攻。目眩兮，支正、飞扬；目黄兮，阳纲、胆俞。攀睛攻少泽、肝俞之所，泪出刺临泣、头维之处。目中漠漠，即寻攒竹、三间；目视䀮䀮，急取养老、天柱。〔观〕其雀目肝气，睛明、行间而细推；审他项强伤寒，温溜、期门而主之。廉泉、中冲，舌下肿痛堪取；天府、合谷，鼻中衄血宜追。耳门、丝竹空，住牙疼于顷刻；颊车、地仓穴，正口㖞于片时。喉痛兮，液门、鱼际去疗，转筋兮，金门、丘墟来医。阳谷、侠溪，颔肿口禁并治；少商、曲泽，血虚口渴同施。通天去鼻内无闻之苦，复溜治舌干口燥之悲。哑门、关冲，舌缓不语而要紧；天鼎、间使，失音嗫嚅而休迟。太冲泻唇㖞以速愈，承浆治牙疼而即移。项强多恶风，束骨相连于天柱；热病汗不出，大都更接于经渠。且如两臂顽麻，少海就傍于三里；半身不遂，阳陵远达于曲池。建里、内关，扫尽胸中之苦闷；听宫、脾俞，祛除心下之悲凄。复如肋胁疼痛，气户、华盖有灵；腹内肠鸣，下脘、陷谷能平。胸胁支满何疗？章门不容细寻。膈痛蓄饮难禁，膻中、巨阙便针。胸满更加噎塞，中府、意舍所行；膈中停留瘀血，肾俞、巨髎宜针。胸满项强，神藏、璇玑已试；背连腰痛，白环委中曾经。脊强兮水道、筋缩；目眩兮颧髎、大迎。痉病非颅息而不愈，脐风须然谷而易醒。委阳、天池，腋肿针而速散；后溪、环跳，腿疼刺而即轻。梦魇不安，厉兑相谐于隐白；发狂奔走，上脘同起于神门。惊悸怔忡，取阳交、解溪勿误；反张悲哭，仗天冲、大横须精。癫疾必身柱、本神之令；发热仗少冲、曲池之津。岁热时行，陶道复求肺俞理；风痫常发，神道还须心俞宁。湿寒湿热下髎定，厥寒厥热涌泉清。寒栗恶寒，二间疏通阴郄暗；烦心呕吐，幽门开彻玉堂明。行间、涌泉主消渴之肾竭；阴陵、水分去水肿之脐盈。痨瘵传尸，趋魄户、膏肓之路；中邪霍乱，寻阴谷、三里之程。治疸消黄，谐后溪、劳宫而看；倦言嗜卧，往通里、大钟而明。咳嗽连声，肺俞须迎天突穴；小便赤涩，兑端独泻太阳经。刺长强与承山，善主肠风新下血；针三阴与气海，专司白浊复遗精。且如肓俞、横骨，泻五淋之久积；阴郄、后溪，治盗汗之多出。脾虚谷以不消，脾俞、膀胱俞觅；胃冷食而难化，魂门、胃俞堪责。鼻痔必取龈交，瘿气须求浮白。大敦、照海，患寒症而善蠲；五里、臂臑，生疬疮而能治。至阴、屋翳，疗痒疾之疼多；肩髃、阳溪，消隐中之热极。抑又论妇人经事改常，自有地机、血海；女子少气漏血，不无交信、合阳。带下产崩，冲门、气冲宜审；月潮违限，天枢、水泉细详。肩井乳痈而极效，商丘痔瘤而最良。脱肛趋百会、尾翳之所；无子搜阴交石关之乡。中脘主乎积滞，外丘收乎大肠。寒疟兮，商阳、太溪验；痃癖兮，冲门、血海强。夫医乃人之司命，非立志而莫为；针乃理之幽微，须至人之指教。先究其病源，后考其穴道，随手见功，应针取效。方知玄里之玄，始达妙中之妙。此篇不尽，略举其要。

玉龙歌

扁鹊授我玉龙歌，玉龙一试绝沉疴，玉龙之歌真罕得，流传千载无差讹。
我今歌此玉龙歌，玉龙一百二十穴，看者行针殊妙绝，但恐时人自差别。
补泻分明指下施，金针一刺显明医，伛者立伸偻者起，从此扬名天下知。
中风不语最难医，发际顶门穴要知，但向百会明补泻，即时甦[1]醒免灾危。
鼻流清涕名鼻渊，先补后泻疾可痊，若是头晕并眼痛，上星穴内刺无偏。
头风呕吐眼昏花，穴取神庭始不差，孩子慢惊何所治，印堂刺入艾还加。
头项强痛难回顾，牙痛并作一般看，先向承浆明补泻，后针风府即时安。
偏正头风痛难医，丝竹金针亦可施，沿皮向后透率谷，一针两穴世间稀。
偏正头风有两股，有无痰饮细推看，若似痰饮风池治，倘无痰饮合谷安。
口眼㖞斜最可嗟，地仓妙穴连颊车，㖞左泻右依法正，㖞右泻左莫令斜。
不闻香臭从何治，迎香两穴可堪攻，先补后泻分明效，一针未出气先通。
耳聋气闭痛难言，须知翳风穴可痊，亦治项上生瘰疬，下针细动即安然。
耳聋之症不闻声，痛痒蝉鸣不快情，红肿生疮须用泻，宜从听宫用针行。
偶尔失音语难言，哑门一穴两筋间，要知浅针莫深刺，言语音和立便安。
眉间疼痛苦难当，攒竹沿皮刺不妨，若是眼昏皆可治，更针头维即安康。
眼痛忽然血贯精，羞明隐涩最难睁，须得太阳刺出血，不用金针疾自平。
两眼红肿痛难熬，怕日羞明心自焦，只法睛明鱼尾穴，太阳出血自然消。

---

[1] 甦：当作"苏"。

心火炎上两眼红，内迎香穴刺为通，若将毒血搐出后，目内清凉立见功。
项脊强痛泻人中，挫闪腰疼亦可通，更有委中之一穴，腰间诸疾认真攻。
肾弱腰痛不可当，施为行止甚非常，若知肾俞二穴处，艾火频加疾自康。
环跳能治腿股风，居髎二穴认真攻，委中毒血出更尽，愈见针科神圣功。
脚膝无力立身难，原因风湿致伤残，倘知二市穴能灸，步履悠然渐自安。
髋骨能医两腿瘵，膝头红肿不能行，必针膝眼膝关穴，攻效须臾病不侵。
腿脚红肿草鞋风，须把昆仑二穴攻，申脉太溪如再应，神医妙诀起疲癃。
寒湿脚气不可熬，先针三里三阴交，再将绝骨穴兼治，肿痛登时立见消。
脚背疼痛丘墟穴，斜针出血实时轻，解溪再与商丘治，补泻行针要辨明。
行步艰难疾转加，太冲二穴效堪夸，更针三里中封穴，去疾如同用手抓。
膝盖红肿鹤膝风，阳陵二穴可堪攻，阴陵针透尤收效，红肿全消见异功。
腕中无力痛艰难，握物难移体不安，腕骨一针虽见效，莫将补泻等闲看。
两背急疼气攻胸，肩井分明穴可攻，此穴原来真气聚，补多泻少应其中。
肩背风痛连背痛，背缝二穴用针明，五枢亦治腰间痛，得穴方知病顿轻。
肩端红肿痛难当，寒湿相争气血狂，只向肩髃明补泻，管君多灸自安康。
筋急不开手难伸，尺泽从来要分明，头面更有诸般症，一针合谷效通神。
腹中气块痛难当，大陵外关可消详，若是胁痛并闭结，支沟奇穴效非常。
脾家之症最可怜，有寒有热两相兼，间使二穴针可治，热泻寒补病俱痊。
九种心病及脾疼，上脘穴内用针行，若还脾败中脘补，两针神效免灾侵。
痔漏之症最可憎，表里急重最难禁，或痛或痒或下血，二百穴在掌后寻。
三焦热气壅上焦，口苦舌干岂易调，针刺关冲出毒血，口生津液病俱消。
手背红肿连腕疼，液门穴内用针行，更将一穴名中渚，多泻中间穴自轻。
两肘拘挛骨筋连，艰难动作欠安然，只将曲池针泻动，尺泽兼行见圣传。
腹中疼痛亦难当，穴法宜向内关详，八法于名阴维穴，腹中之疾永安康。
中风之症疾非轻，中冲二穴可安宁，先补后泻如无应，再刺人中立使轻。
胆寒心虚病若何，少冲二次功最多，刺入三分不着艾，金针用后自平和。
时行疟疾最难禁，穴法由来未审明，若把后溪穴寻得，多加艾火实时轻。
牙疼阵阵苦相煎，穴在二间要得传，若患翻胃并吐食，中魁奇穴若教偏。
乳鹅之症少人医，必用金针病始除，如若少商出血后，实时安稳免灾危。
如今瘾疹疾多般，好手医人治亦难，天井二穴多着艾，遍身瘰疬多皆安。

寒痰咳嗽更兼风，列缺二穴最可攻，先把太渊一穴泻，多加艾火即收功。
痴呆之症不堪亲，不识尊卑枉为人，神门独治痴呆病，转手骨开得穴真。
连日虚烦面赤壮，心中惊悸亦难当，若把通里穴寻得，一用金针体便康。
风弦目烂最堪怜，泪出汪汪不可言，大小骨空皆妙穴，多加艾火疾应痊。
妇人吹乳痛难消，吐血风痰稠似胶，少泽穴内明补泻，应时神效气能调。
满身发热痛为虚，盗汗淋淋渐损躯，须得百劳椎骨穴，金针一刺疾俱除。
忽然咳嗽腰背疼，身柱由来灸便轻，至阳亦治黄疸病，先补后泻效分明。
肾败腰虚小便频，夜间起止苦劳神，命门若得金针助，肾俞艾灸起遭迍。
九般痔漏最伤人，必刺承山效如神，更有长强一穴是，呻吟大痛穴为真。
伤风不解咳嗽频，久不医时劳便成，咳嗽须针肺俞穴，痰多宜向丰隆寻。
膏肓二穴治病强，此穴原来难度量，斯穴禁针多着艾，二十一壮亦无妨。
腠理不密咳嗽频，鼻流清涕气皆沉，须知喷嚏风门穴，咳嗽宜加艾火深。
胆寒由是怕惊心，遗精白浊实难禁，夜梦鬼交心俞治，白环俞治一般针。
肝家血少目昏花，宜补肝俞力便加，更把三里频泻动，还光益血目无差。
脾家之症有多般，致成翻胃吐食难，黄疸亦须寻腕骨，金针必定夺中脘。
无汗伤寒泻复溜，汗多宜将合谷收，若然六脉皆微细，金针一补脉还浮。
大便闭结不能通，照海分明在足中，更把支沟来泻动，方知妙穴有神功。
小腹胀痛气攻胸，内庭二穴要先针，两足有水临泣泄，无水方能病不侵。
七般疝气取大敦，穴法由来趾侧间，诸经具载三毛处，不遇师传隔万山。
传尸劳病最难医，涌泉出血免灾厄，痰多须向丰隆泻，气喘丹田亦可施。
浑身疼痛疾非常，不定穴中细审详，有筋有骨须浅刺，灼艾临时要度量。
劳宫穴在掌中寻，满手生疮痛不侵，心胸之病大陵泻，气攻胸膈一般针。
哮喘之症最难当，夜间不睡气遑遑，天突妙穴宜寻得，膻中着艾便安康。
鸠尾独治五般痫，此穴须当仔细看，若然着艾宜七壮，多则伤人针亦难。
气喘急急不可眠，何当日夜苦忧煎，若得璇玑针泻动，更取气海自然安。
肾强疝气发甚频，气上攻心似死人，关元并刺大敦穴，此法亲传始得真。
水病之疾最难熬，腹满虚胀不肯消，先灸水分并水道，后针三里三阴交。
肾气冲心得几时，须用金针病自除，若得关元并带脉，四海谁不仰名医。
赤白妇人带下难，只因虚败不能安，中极补多宜泻少，灼艾还须着意看。
吼喘之症嗽痰多，若用金针疾自和，俞府乳根一样刺，气喘风痰渐渐和。

伤寒过经犹未解，须向期门穴上针，忽然气喘攻胸膈，三里泻多虽用心。
脾泄之症别无他，天枢二穴刺休差，此是五脏脾虚疾，艾火多添病不加。
口臭之疾最可憎，劳心只为苦多情，大陵穴内人中泻，心得清凉气自平。
穴法浅深在指中，治病须史显妙功，劝君要治诸般疾，当初何不记玉龙。

胜玉歌

胜玉歌兮不虚言，此是杨家真秘传，或针或灸依法语，补泻迎随随手捻，
头痛眩晕百会好，心疼脾痛上脘先，后溪鸠尾及神门，治疗五痫立便痊，
髀疼要针肩井穴，耳闭听会莫迟延，胃冷下脘却为良，眼痛须看清冷渊，
霍乱心疼吐痰涎，巨阙着艾便安然，脾疼背痛中渚泻，头风眼痛上星专，
头项强急承浆保，牙腮紧痛大迎全，行间可治膝肿病，尺泽能医筋拘挛，
若人行步苦难艰，中封太冲针便痊，脚背痛时商丘刺，瘰疬少海天井边，
筋疼闭结支沟穴，颔肿喉闭少商前，脾心痛急寻公孙，委中驱疗脚风缠，
泻却人中及颊车，治疗中风口吐沫，五疟寒多热更多，间使大杼真妙穴，
经年或忧劳怯者，痞满脐旁章门决，噎气吞酸食不投，膻中七壮除膈热，
目内红肿苦皱眉，丝竹攒竹亦堪医，若是痰涎并咳嗽，治却须当灸肺俞，
更有天突与筋缩，小儿吼闭自然疏，两手疲痛难执物，曲池合谷共肩髃，
臂疼背痛针三里，头风头痛灸风池，肠鸣大便时泄泻，脐旁二寸灸天枢，
诸般气症从何治，气海针之灸亦宜，小肠气痛归来治，腰痛中空穴最奇，
腿股转酸难移步，妙穴说与后人知，环跳风市与阴市，泻却金针病自除，
热疮臁内年年发，血海寻来可治之，两膝无端肿如斗，膝眼三里艾当施，
两股转筋承山刺，脚气复溜不须疑，踝跟骨痛灸昆仑，更有绝骨共丘墟，
灸罢大敦除疝气，阴交针入下胎衣，遗精白浊心俞治，心热口臭大陵驱，
腹胀水分多得力，黄疸至阳便能离，肝气盛兮肝俞泻，痔疾肠风长强欺，
肾败腰疼小便频。督脉两旁肾俞除，六十六穴施应验，故成歌诀显针奇。

杂病十一穴歌

攒竹丝空主头痛，偏正头风向此针，更去大都除泻动，风池刺入三分深，
曲池合谷先针泻，永与除病病不侵，依此下针无不应，管教随手便安宁，
头风头痛与牙疼，合谷三间两穴寻，更向大都针眼痛，太渊穴内用针行，

牙疼三分针吕细，齿痛依前指不明，更推大都之左右，交互相迎仔细穷，
听会兼之与听宫，七分针泻耳中聋，耳门又泻三分许，更加七壮灸听宫，
大肠经内将针泻，曲池合谷七分中，医者若能明此理，针下之时便见功，
肩背并和肩膊疼，曲池合谷七分深，未愈尺泽加一寸，更于三间次第行，
各入七分于穴内，少风二府刺心经，穴内深浅依法用，当时蹒病两之轻，
咽喉以下至于脐，胃脘之中百病危，心气胸时痛桔梗，伤寒呕哕闷涎随，
列缺下针三分许，三分针泻到风池，二指三间并三里，中冲还刺五分依，
汗出难来刺腕骨，五分针泻要君知，鱼际经渠并通里，一分针泻汗淋漓，
二指三间及三里，大指各刺五分宜，汗至如若通遍体，有人明此是良医，
四肢无力中风邪，眼涩难开百病攻，精神昏倦多不语，风池合谷用针通，
两手三间随后泻，三里兼之与太冲，各入五分于穴内，迎随得法有奇功，
风池手足指诸间，右瘫偏风左曰痪，各刺五分随后泻，更灸七壮便身安，
三里阴交行刺泻，一寸三分量病看，每穴又加三七壮，自然瘫痪即时安，
肘痛将针刺曲池，经渠合谷共相宜，五分针刺于二穴，疟病缠身便得离，
未愈更加三间刺，五分深刺莫忧疑，又兼气痛憎寒热，间使行针莫用迟，
腿胯腰疼痞气攻，髋骨穴内七分穷，更针风市兼三里，一寸三分补泻同，
又去阴交泻一寸，行间仍刺五分中，刚柔进退随呼吸，去疾除根捻指功，
肘膝疼时刺曲池，进针一寸是相宜，左病针右右针左，依此三分泻气奇，
膝痛三寸针犊鼻，三里阴交要七吹，但能仔细寻此理，疾病之功在片时。

灵光赋

黄帝岐伯针灸诀，依他经里分明说，三阴三阳十二经，更有两经分八脉，
灵光典注极幽深，偏正头痛泻列缺，睛明治眼努肉攀，耳聋气闭听会间，
两鼻鼻衄针禾髎，鼻窒不闻迎香间，治气上壅足三里，天突宛中治喘痰，
心疼手颤针少海，少泽应除心下寒，两足拘挛觅阴市，五般腰痛委中安，
脾俞不动泻丘墟，复溜治肿如神医，犊鼻治疗风邪痛，住喘却痛昆仑愈，
后跟痛在仆参求，承山转筋并久痔，足掌下去寻涌泉，此法千金莫妄传，
此穴多治妇人疾，男蛊女孕两病痊，百会鸠尾治痫疾，大小肠俞大小便，
气海血海疗五淋，中脘下脘治腹坚，伤寒过经期门愈，气刺两乳求太渊，
大敦二穴主偏坠，水沟间使治邪癫，吐血定喘补尺泽，地仓能止两流涎，

劳宫医得身劳倦，水肿水分灸即安，五指不伸中渚取，颊车可灸牙齿愈，
阴跷阳跷两踝边，脚气四穴先寻取，阴阳陵泉亦主之，阴跷阳跷与三里，
诸穴一般治脚气，在腰玄机宜正取，膏肓岂止治百病，灸则玄功病须愈，
针灸一穴数病除，学者尤宜加仔细，悟得明师流注法，头目有病针四肢，
针有补泻明呼吸，穴应五行顺四时，悟得人身中造化，此歌依旧是筌蹄。

肘后歌

头面之疾针至阴，腿脚有疾风府寻，心胸有病少府泻，脐腹有病曲泉针，
肩背诸疾中渚下，腰膝强痛交信凭，胁肋腿又后溪妙，股膝肿起泻太冲，
阴核发来如升大，百会妙穴真可骇，顶心头痛眼不开，涌泉下针足安泰，
鹤膝肿劳难移步，尺泽能舒筋骨痛，更有一穴曲池妙，根寻源流可调停，
其患若要便安愈，加以风府可用针，更有手臂拘挛急，尺泽刺深去不仁，
腰背若患挛急风，曲池一寸五分攻，五痔原因热血作，承山须下病无踪，
哮喘发来寝不得，丰隆刺入三寸深，狂言盗汗如见鬼，惺惺间使便下针，
骨寒髓冷火来烧，灵道妙穴分明记，疟疾寒热真可畏，须知虚实可用意，
间使宜透支沟中，大椎七壮合圣治，连日频频发不休，金门刺深七分是，
疟疾三日得一发，先寒后热无他语，寒多热少取复溜，热多寒少用间使，
或患伤寒热未收，牙关风壅药难投，项强反张目直视，金针用意列缺求，
伤寒四肢厥逆冷，脉气无时仔细寻，神奇妙穴真无二，复溜寸半顺骨行，
四肢回还脉气浮，须晓阴阳倒换求，寒则须补是绝骨，热则绝骨泻无忧，
脉若浮洪当泻解，沉细之时补更瘳，百会伤寒最医妙，神针法用意难推，
口禁眼合乐不下，合谷一针效最奇，狐惑伤寒满口疮，须下黄连犀角汤，
虫在脏腑食肌肉，须要神针刺地仓，伤寒腹痛虫寻食，吐蚘乌梅可难攻，
十日九日必定死，中脘回还胃气通，伤寒痞气结胸中，两目昏黄汗不通，
涌泉妙穴三分许，速使周身汗自通，伤寒痞气胁积痛，宜用期门见深功，
当汗不汗合谷泻，自汗发黄复溜凭，飞虎一穴通痞气，祛风引气使安宁，
刚柔二痉最乖张，口禁眼合面红壮，热血流入心肺腑，须要金针刺少商，
中满如何去得根，阴包如刺效若神，不论老幼依法用，须教患者便抬身，
打扑损伤破伤风，先于痛处下针攻，后向承山立作效，甄权留下意无穷，
腰腿疼痛十年春，应针不了便惺惺，大都引气深根本，服药寻方柱费金，

脚膝经年痛不休，内外踝边用意求，穴号昆仑并吕细，应时消散即时瘳，
风痹痿厥如何治，大杼曲泉真是妙，两足两胁满难伸，飞虎神灸七分到，
腰软如何去得根，神妙委中立见效。

马丹阳天星十二穴治杂病歌

三更内庭穴，曲池合谷接，委中配承山，太冲昆仑穴，
环跳与阳陵，通里并列缺，合担用法担，合截用法截，
三百六十穴，不出十二诀，治病如神灵，浑如汤泼雪，
北斗降真机，金锁教开彻，至人可传受，匪人莫浪说。

中国针灸医学

第三篇

针法

第一章 绪论

　　针法者，用金属所制成大小长短各种之细针，刺入人体经穴之中，运用种种之手续，借以治疗疾病之方法也。我国太古之世，尚未知金属制器之用，故仅取石之似玉而锐长者，代针以治病，是为砭石。言砭刺人身去其郁血，因以疗病，固无所谓针法也，迨后人智日开，始用金属制针以治病。《素问》创为九针，辨明补泻之用，于针于法，颇称完备，但拘于阴阳五行之说，针则以马口衔铁为之，取马属午，午为火，火能克金，故以马口衔铁制针，针始无毒之义。其说荒诞不经，而马口铁制成之针，质颇粗涩，复乏弹力。平时既易感酸化而生锈，刺入穴中，复易伤经络而常断折，颇不适于治疗之用。至其针刺之法则，亦多泥于阴阳，率简略而不详明，后之学者遂无所根据，以致针法愈久而愈晦，迄今四千余年，毫无进化。制针则沿用马口之铁，法则反不逮于古，推原其故，未始非阴阳五行虚诞之说有以致之。故本篇所述，对于针之实质上作用上，纯从科学方法立论，力辟从前阴阳五行之旧说，非敢妄议于古，诚欲昌明针灸，不得不如是耳，分述于后。

第二章　针之实质

针用金属所制成之细针，刺入人身经穴之中，以为治疗疾病之工具，故其种类形式，大小长短，以及制造与选用保存之法则，均宜合乎治病原理，以之治疗，方能生效，否则匪特不能愈病，且对于病者反有妨害，故究心针道者，对于针之实质上，宜先澈[1]底详明，始可以言针法，兹分为种类，针度，制造，选用，保存各节，述明之。

第一节　针之种类

《素问》创九针，后人因而用之，曰九针者，言针之形式有九也，一曰镵针，头大末锐，主病在皮肤，刺热去脓之用；二曰圆针，身圆如筒而锋如卵形，主刺分肉间之气；三曰鍉针，其锋利如黍粟之芒，主按脉以刺去邪气；四曰锋针，头大末锐其刃三隅，即今之三棱刺也，主刺取郁血；五曰铍针，锋如剑形，主刺痈疽以取大脓；六曰圆利针，形如牛尾，圆而且利，主刺实邪，或取暴痹；七曰毫针，细如毫毛，形似松叶，主刺虚邪痛痹；八曰长针，较毫针稍粗而体长，主刺痹深居骨解腰脊节腠之间者；九曰火针，与长针相似，用时以火煅红，主刺风湿冷痹，解肌排毒，此九针形式之大略也。（如下图）

九针之中，惟毫针，鍉针，圆利针，长针，锋针五种，其针体之形式，颇适于针法治疗之用；但对于针柄针尾，以及其大小长短，尚须酌定改良，始合于治疗之用；其余四种，仅供外科攻破肿疡之需，对于针法治疗上，颇不适宜也。

---

[1]　"澈"当为"彻"，后同。

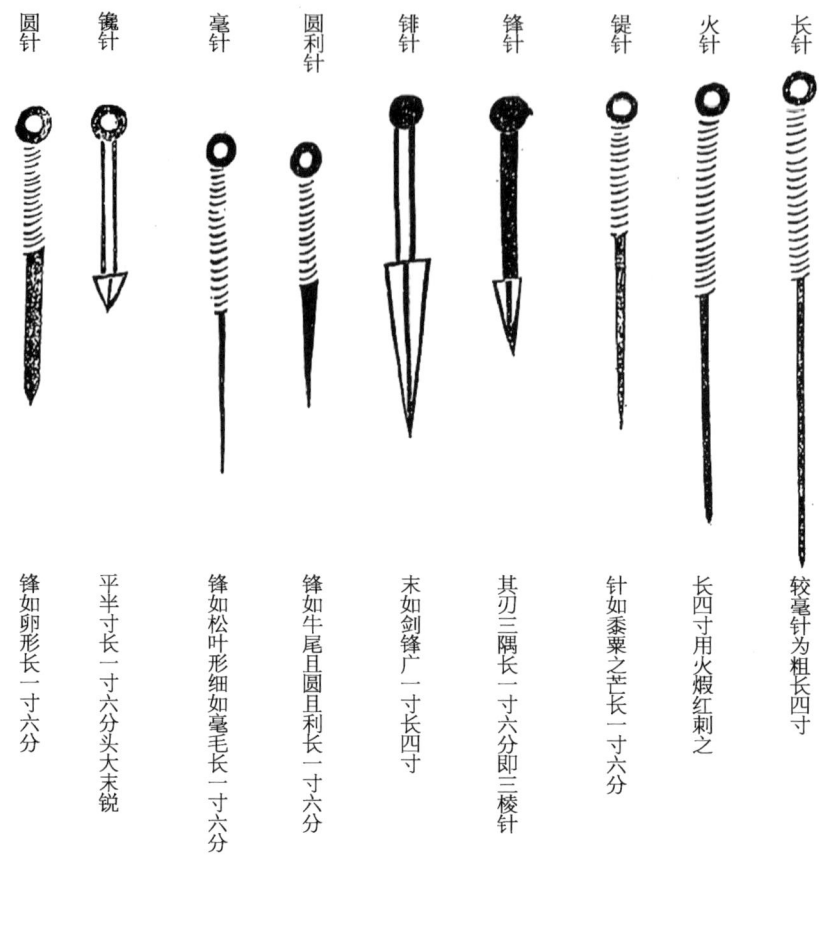

（从右至左：长针、火针、鍉针、锋针、铍针、圆利针、毫针、镵针、圆针）

长针：较毫针为粗长四寸
火针：长四寸用火煅红刺之
鍉针：针如黍粟之芒长一寸六分
锋针：其刃三隅长一寸六分即三棱针
铍针：末如剑锋广一寸长四寸
圆利针：锋如牛尾且圆且利长一寸六分
毫针：锋如松叶形细如毫毛长一寸六分
镵针：平半寸长一寸六分头大末锐
圆针：锋如卵形长一寸六分

第二节　针度

针度者，即各种针大小长短之度数也。然欲知针之大小长短，须先明针之部位。针之部位，其刺入肉内之末端为针头，头之上都未经缠扭针丝之一段为针体，之上部缠扭针丝之一段为针柄，柄上之末环为针尾。（如下图）

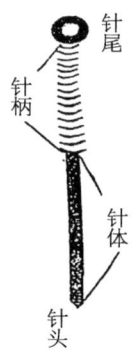

针尾　针柄　针体　针头

至于针体直径之大小，分为一二三四五各号。一号针体之直径为一迷里米突[1]（即一米千分之一，合中尺三厘三毫[2]）；二号针体之直径为八三迷里米突；三号针体之直径为六六迷里米突；四号针体之直径为五迷里米突；五号针体之直径为三三迷里米突，约合中尺一厘[3]，即通常所用之毫针也。

至于针之长短，以医者本已中指节之身寸为准，分为一二三四五等。一等针，体长为一寸[4]，柄长一寸二分；二等针，体长为一寸六分，柄长一寸四分；三等针，体长约二寸，柄长一寸六分；四等针，体长为二寸五分，柄长一寸八分；五等针，体长为三寸，柄长二寸，过此长度，则就人身解剖学上而言，实无处可用也。针之锋度，毫针长针二种，不问长短体径若何，均为松叶形。圆利针锋如牛尾形，宜于一号之一等长针；鍉针锋如黍栗之芒，宜于三号之三等长针，或四号之二等长针，方为适用。锋针之刃，为三棱，头锐且利，以至渐上而增大，刃长七分，三棱之面，其阔处为二分五厘，刃之上部为柄，长一寸六分，柄端稍大，锉成球形，始为合用也。

第三节　针之制造

古人制针，拘于阴阳五行生克之说，故以马口衔铁为之，取马属午午为火，火能克金，金被火克，针始无毒之义，其说荒诞不经，颇不合于科学原理。盖马口铁质极粗涩，且易酸化生锈，又乏于弹力性，以之制针，平时既易感酸化而生锈，刺入复因粗涩而易伤经络，且缺少弹力性，时有折针之弊，实不合于治疗之用。今之制针，多以纯金或纯银为之，其体质既细微滑利，复不易感酸生锈，且富于弹力性而不易断折，故金银二者，实为制针最佳良之物料也。

制针之法，先用纯金或纯银造成针丝，针丝体径之大小，各依针体由一号至五号体径之大小为准，次以针丝按计全长之处，扭成密接小环三转即针之尾，然后渐次缠扭而下，依各等针柄之长度为止，即针之柄，其余未经缠扭针丝之一段为针体，其针体末端按各种针之形式，锉磨尖利圆滑，即针头也。针既缠锉完好后，始插入于腊肉皮中，用水煮三四小时取出，再插于盛磁石末之袋内，将袋悬

---

[1] 迷里米突：毫米的音译名，后同。八三迷里米突即0.83毫米，以此类推。
[2] 中尺三厘三毫：换算约为今0.33毫米。
[3] 中尺一厘：换算约为今0.33毫米。
[4] 一寸：换算约为今25毫米。一寸二分约为31.67毫米。一分约为3.33毫米。

于铁鼎锅中，袋之周围加入煮针之药十四味，如下方，盛水鼎中，以浸至悬袋为度，初用武火，后用文火煮之。如煮时锅内之水减少，须徐徐加入，总以浸过悬袋为宜。针煮至三昼夜之久，然后将针取出，即用袋内磁石细末焙干酌加麝香少许，贮绢袋中，平时即将针体插入其中以养之，此制针方法之大略也。

制针药方

（以针丝重五两为率）

磁石 八两，火煅为末　柴胡 一两　当归 一两　陈皮 一两　香附 一两　连翘 一两　威灵仙 一两
延胡索 一两　木防己 一两　陈艾叶 一两　甲珠 五钱　蝉蜕 五钱　乳香 一两　没药 一两
甘草节 一两

第四节　针之选用

针为治疗疾病之工具，常刺入于人体经穴细致组织之中，故用时亟宜注意，详加选择，选而后用，方不误事，故曰选用，选择之点有四。

（1）须视针头尖利员滑与否，如其钝涩，则穿皮时，病者必感疼痛，且生阻滞，而难于刺入，针体或因此而成曲屈者有之，又刺入之后，因其钝涩，必易伤脉络而至于出血也。

（2）须视针头针体，不可有一毫损伤破裂，如有伤痕，则刺入时，对于针之进退提插，左旋右转，不惟医者不能运用自如，抑且徒令病者感受痛苦，复恐因有裂痕，而发生折针之患也。

（3）须视针柄及针体伸直与否，如稍有曲屈，则运用时多不能旋转如意，治疗上必起障碍也。

（4）须视针头针体有无生锈及暗晦不洁之弊，如其生锈不洁，则刺入时恐媒介细菌，使病人发生传染之病。

以上四者，对于针之选用，均宜极端注意，如或稍忽，必多偾事，不惟治疗上效用不彰，且对于病者，反大有妨碍也。

第五节　针之保存

针之保存，即针使用之后，宜用沸水或酒精洗涤消毒，用布片拭至极干。如

系治疗室内所用之针，则以玻璃圆筒，内装满贮制针磁石末之绢袋，将针体插立其中，置于案上，以备临时取用。如携带应用之针，则可插于针盒内磁石绢袋之中，方便于携带取用也。其必插针体于磁石袋内者，一则能保持针头针体不受损伤，且不致曲屈，不则使针体常感磁性，对于治疗上功效更大也。

第三章　针法

针法者，即用适应于病之针体，刺入人身经穴之中，运用种种之手续，藉以治疾病之方法也。太古之世，仅用石针砭取人身郁血以治病，其手续至为简易，固无针法之可言，及后《素问》创为九针辨明虚补实泻之用，针刺之法则颇具端倪。惟是《内经》词旨深奥，且详于论理而略于法则，致后之起者，无所遵循，愈久而愈失其真。迄今言针法者，虽数十余家，然均泥于阴阳五行，以致理法虚渺，不能一律，各是其是，而非其非，而针法之繁赜极矣。兹据余研究所得，不拘于阴阳五行，合乎科学原理，行之简切而有效者，依其用针之次序，分述于后。

第一节　审穴

审穴之法，先须详询病者之姓名、年龄、住址、职业等，及得病之原因，与其经过，以及现在之病象，加以检查，依病之原理，以推究其病因之所在，然后按据其所病之经脉，或就其患处切近，审取适应有效之穴，以为施治之点。即先以医者之大指或食指爪甲，就取定之穴，着力摇切，用呼吸补泻之法，或留三呼，如病随切减轻至十之七八，此穴即为适应其病有效之主穴。如切不生效，或效甚微，宜另审他穴，务以病能减轻十之六七，方是主穴。主穴既定，再依前法酌审一二有效之穴，为治其病之助穴。穴既审取确定，然后依针灸之法则以治之，则其病必愈，此审穴之大略也。

第二节　持针

针以医者之右手持之，即用拇指并食指内端捻针之柄，中指之内端密贴于针柄针体之间，无名指之内端贴于针体之末与握笔管之式略同，惟握笔管大指与食指端握管稍平，持针则大指与食指捻柄须向上倾斜，针与指相交，成一百三十度钝角，对于左旋右转，进退提插，方为合度也。

第三节　温针

温针者，即将进针之先，以针体及针头横衔于医者口中，使其温度调和，与无病人之体温相等，刺入病者之经穴，营卫乃得调畅。盖人身之体温，其成年无病者，大约在摄氏寒暑表三十六七度[1]之间，无论外界气候若何炎热，若何寒冽，其体温总以能保持三十六七度方不致病；若体温低降三十四五度以下，则成寒邪，如再低降至三十一二度以下，则失其生活力；若体温上升至四十度以上，则成热邪，如上升至四十四五度，是为最高之热，亦将失其生活之能力也。故针疗病最大之功用，于在调和病者之体温，寒者使之吸氯[2]，增加氯化以生温，热者使其呼出碳、氧，而减轻其热度，呼吸补泻温凉之法，实基于此，是以温针者，实为调和体温之初步法则也。

温针于医口中之后，随即切穴，待切穴完竣，口内所温之针，亦恰合体温之度，刺入经穴，方易于营卫调畅也。

第四节　切穴

医者既将针体温于口内，应接行切穴手法。切穴者，即用医者左手大指爪甲或食指爪甲，密着于病者应针之穴，爪甲之端宜直立穴中，用力摇切穴位皮下之神经，约切至一二分钟之久，务使皮下神经被爪切而起麻痹作用，庶进针穿过针皮时，不感痛苦。切者如刀之截物，不宜过重过轻，过重则使病者穴下感觉痛苦，过轻则皮下之神经不易麻痹，穿皮时必感疼痛，总以轻重适宜，徐徐久切方为完善也。

切穴之先，可向病者陈述切穴意义，并言针时不痛，切穴较针入稍痛等语，使病者于进针时不生畏惧，始无晕针之患。又医者之大指爪甲及食指爪甲，宜时时修剪，其长度约同身寸之二分许为适宜，如或过长或欠圆滑，切穴时病者必感大痛，若甲爪过浅，则切时皮下之神经不易麻痹，针入亦觉痛苦，此为切穴者所当亟宜注意者也。

---

[1] 三十六七度：据上下文可知，此温度为摄氏度，后同。
[2] 氯：疑为"氧"的旧译字。

第五节　进针

穴既切竣，医者即用右手将口内所温之针，持向穴上位于切穴爪甲之中行，直对穴中，其时切穴之爪甲，须保持切时之位置勿稍放松，始令病人吸气一口，持针大指微向后退，食指微向前进，使针旋转少许，随令病人咳嗽一声，持针之大指微进，食指微退，着力随嗽进针，穿下皮层约一分许，再嗽再穿下少许，稍停数秒钟，再令病人吸气一口，持针大指微退，食指微进，使针右转少许，微微提活，随令病者呼吸一口，大指随呼前进，食指退后，针向左旋下插，如穴应针同身寸之六分，此次须插至二分许，是为针到天部；再令呼气一口，依前左旋再插入二分许至四分之下，是为针到人部；再令呼气一口，针依前左旋再插下二分许至六分处，是为针到地部。但此一吸三呼，分三部进针之法，须视病者当时情形，及针下状况以为转移，如针下缠紧，病人感觉大痛，可依前法缓缓进针，或行二次呼吸，或至三次始行针至地部，是亦在医者之临时变通，不可执一而行也。

又医者命令病人呼吸之口号，宜改为吹哈二字，即呼气改称为吹气，吸气改称为哈气，使病者易于了解，始能依令而行不致讹误。非然者则必令其呼气，反行吸气，令其吸气，反不晓其应当如何动作也。

针至地部之后，少停数秒钟，宜向病者详细咨询，初则问其畏惧与否，次则问其头部晕眩及心胸烦闷与否，如病人答言畏惧，宜急婉言譬喻开导使之不畏，方能行针；如病人发现头部晕眩或心胸烦闷等状，此因病者皮下之神经，被针力所吸引，运动之力，失其灵敏，上达于大脑，以致发现头部晕眩，心胸烦闷等症，此为晕针之开始，若不急行救济，复再针他穴或即行针，病人则将失其知觉而卒倒，是为晕针。大抵晕针非尽人皆然，必其人体质系神经质，又系贫血虚弱之躯，视其眼睑及爪甲均无血色，且无重病或在劳役饥饿之际，凡此数者，均且有晕针之可能性，医者于此最宜注意。须先婉言晓慰，使之不生恐惧，又进针宜缓且随时安慰探询，庶免发生晕倒之患。若于行针之际，觉病者发现可疑形象，亟宜详细问明，如有昏眩或烦闷情状，亦应速行济，方不致晕针卒倒也。

救济之法，医者可用审病法，重切病者人中穴，呼吸补泻数次，其昏眩必愈；如审后昏眩未减，再行审切数次，必立减轻；若再不效可用温水令病者连饮三口，无有不愈之理。若病人发现心胸烦闷，即用医者三指，速重按其巨阙穴，行呼吸补泻法数次，其患必当立止，此救济晕针最捷最效之法，医者熟记为要。

第六节　弹针

针既进至地部，即应续行弹针之手法。弹针者，即用医者右手食指内端，贴按针尾，次用右手之大指爪甲，弹刮针柄缠丝，由下刮上，勿疾勿徐，务令刺入经针之针头，因弹而生颤动，弹之数十次，或至数百次，总以穴内之经气与针头相吸引之势，而生波动，弹愈久而波动之循行愈速，以达于病所，始可施行补泻之法而去其病邪也。

弹针经数十次后，宜问病者于经穴切近之处，有无感觉或麻或木，或痠或热，或胀或痛，或头动，或微动，务详细询明。至其感觉循行之锐钝迟速，亦须详悉。如病者感觉波动依经循行无阻，可以续行弹刮，直使感觉达于病所，再行或补或泻手法。如病者不知感觉，或波动迟钝，或切近处胀痛痠热，医者暂停弹针，宜用旋针手续，微微捻捻其针，以审察针下之状况。如针下缠紧，病者感觉或热或痛，此穴下之经气有热使然，宜用大泻；或缠过紧，而感觉大痛，乃用医者爪甲廓开穴之四周，摇大针孔，以去针下切近之热，使病者不感痛苦，是谓之摄法也。总以行针不紧不痛，然后再弹，如弹许久后，针下再现前次之象，可再依前大泻法或摄法行之，使弹针感觉循行锐速，方为适宜也。如针下现松，或滑或涩滞不紧而下沉，病人感觉麻木微痠，此针下有湿有寒也，宜用大补法，或平补法，以温散其针下之寒湿，使病者不感麻木微痠。如再现前次之象，可再用大补或平补法行之，使弹针循行锐速为适宜也。因弹针振颤，使经气之波动，但各依其循行路径，而达于病所，然波动每至肢体关节之处，常生阻滞，或循行迟钝，或不能通过关节，此盖由于关节多系筋腱连络，原富于脂肪质，致生阻滞也，医者宜于关节阻滞之处，用爪甲循其道路以重切之，务使波动流通而止，是谓之循法。

又弹针之法，能使经气波动，由下而上，由上而下，由分而合，由合而分，故其弹针手续，因而不一。如前所述弹刮针柄绕丝，自下刮上，不过仅使波动由下达上之一法。如欲使经气波动由上达下，须用医者左手之大指次指提捻针尾，不使针体因弹而下插，然后用右手食指爪甲由上及下弹刮之，则波动即可自上部以达下部也。如上下肢之左右两穴同针，行弹针之后，左右两方之经气，均同达于躯体内。若欲使两方经气波动合而为一，则用医者两手食指爪甲，左右对向体中同时弹针，则左右波动经气，必同趋于体中行，相交合而为一也。如既合欲使其分行左右为二，须用两手食指爪甲反向于外，同时弹针，则合一之经气，必左右分行为二也。如针上下肢，左边或右边之一穴，其经气波动达于体中，若欲使肢左边经气波动，通于右肢，则用食指爪甲直对右肢而弹针，经气波动即可由左通于右肢；如针右肢，若使经气达于左肢，用爪甲向左直对左肢而弹针，经气波动，即可由右通于左肢，此弹针上下左右分合最简切之手法也。

第七节　搓针

搓针者，即针体刺入经穴内，须用搓针而为提上插下之方法是也。搓针分左旋右转二法，左旋者以持针之大指向前搓，食指退后搓，使针体左旋而下插；右转者即以持针之大指退后搓，食指前搓，使针体右转而上提。故左旋则大指节短向前进，食指节长复向后退，大指之内端适与食指内端相齐，两指中空而成圆形，故为指圆；右转则大指节短退后，食指节长而向前，大指之内端适因退后仅贴于食指二节之内侧，两指中空而成月缺之形，故为指缺也。此为左旋指圆插针，右转指缺提针，自然之手法，尽人易知易行，非由勉强练习而成者，所可比拟也。搓针宜缓缓转动不宜太急，急则针体与肉内四周之组织，必致两相缠结，病者遂感大痛；若其转动太缓，则针体刺肉内，经气难与针相吸相引，而治疗之功效亦必甚微也。故宜察针下之状况，以定其缓急，如针下松滑，则转宜急，针下紧涩，则转宜缓，通常则可不缓不急，浑如搓线悠悠而转，此在医者之临时变通，不可执一而行也。

第八节　出针

出针者，即将针退出于穴外，而为针法最终之手续也。出针分补泻二者，如病人经中实邪过盛，一次不能全愈，出针之时宜用泻法以摇大其孔，即提针一步摇针二次，计提针三次共摇六次，乃将针头提出穴外，勿闭其孔，使体中未尽之实邪外泄，故谓之泻也；又出针时病者体中虚邪未尽，宜用补法微微将针提出穴外，即用医者食指顶重揉针孔，使外邪不能由孔乘虚而入，故谓之补也。至于病者体中之邪去尽，其疾已经全愈宜先微无补六针或九针，然后出针及闭其孔，使其体内直气充塞，客邪不再侵犯，其病始反复之弊，又出针务要使针头松紧适宜，徐徐提出，如或过急，必致血随针出，此医者所当注意也。

第四章　补泻之义

《经》谓补则补其不足，泻则泻其有余，虚则补之，实则泻之，不盛不虚，以经取之。又曰以气补之，以气泻之，此言补泻之理，可谓无余义矣。然针何以能补能泻，而去人体中之病邪，则补泻行针呼吸之理，不可不先详明。既云补其不足，则人身内之不足者，体温低降，营卫衰微是也，故宜用补法，使其温度增高，营卫强盛；泻既泻其有余，则人身中之有余者，体温升高，营卫郁滞是也，故宜用泻法，使其体温低降，营卫调畅而疾病自愈，此虚则补之，实则泻之之义也。其曰不盛不虚，以经取之者，谓病者之体温，及其营卫毫无偏盛偏弱之弊，宜依其经气之循法，补泻行气，用平补平泻之法，使之畅快流行，疾病因而不生也。至其所谓以气为补泻者，即行针之时，用呼吸以助之，即《经》谓留几呼、泻几吸是其义也。又前贤云，随而济之为补，迎而夺之为泻，三进一退为补，三退一进为泻，插针为补，提针为泻，左旋为补，右转为泻，此直明得乎针法补泻之原理者。所谓随而济之者，如用兵然，敌人势已衰弱，宜亟以兵力，随而追之，使其归于溃散是也，迎而夺之者，如敌势方强，宜用兵迎而击之，以夺其锐是也。如行针穴下邪气正盛，或紧缠而为热痛，宜用泻法迎之，以夺其实；如针下邪气已衰，或松滑或不吸紧，或冷或麻木，宜用补法随之以济其虚，此迎随补泻之义也。所谓三进一退为补者，即提针退于天部，再行分三次插针于地部，使内气不致外出，所以谓之补也；其三退一进为泻者，即一次插针下至地部，再行分三次提针出至天部，使邪气不致内郁，所以谓之泻也。插针为补者，即针插入地部，使内真气不泄故能补，提针为泻者，即针提出天部，使邪气外出，故能泻也；左旋为补者，即针体左旋，须用大指前进，食指后退，因大指与针体成一百三十度钝角，针体自然下插，故属于补；右转为泻者，即针体右转，须用大指退后，食指前进，因指与针体系成钝角，针体自然上提，故属于泻也。凡此补泻行针之法，实能合于科学之原理，非若拘于阴阳之说，不明补泻之理，以行种种谬妄之法者，所可同日而语也。

第一节 补法

补法者，即将针刺入经穴之中，用种种之手续，以补经气之不足，因以治疗疾病者也。补法有三，即补、大补、平补是，补则通常补其经气之不足；大补则用急补生温，以祛其虚邪；平补则不过用补以行气达下也。准上左右旋转，提插进退，呼留泻吸，以为补泻之原则，故补先呼气一口，针微微左右旋转提至天部，随令吸气一口，针随吸左旋下插至天部以下，再令吸气一口，针随吸左旋下插至人部，又令吸气一口，针随吸左旋插至地部，此即所谓留一呼也。依此接行三次，是为留三呼，行五次为留五呼，余准此。其大补法，亦先令病者呼气一口，须缓缓提针上至天部微上，速令吸气一口，急行随吸左旋插针至天部微下，再令吸气一口，随吸插至人部微上，又令吸气一口，随吸插至人部微下，随令吸气一口，随吸将针插至地部微上，急令吸气一口，随吸插至地部微下，如此行三次，病人体中必致生温感热。如未生温热，再行三次，总以生温适可而止，故大补为温法也。至于平补之法，先令病人呼气一口，针随呼左右旋转插下地部，次令吸气一口，针右转随吸提至人部，又令吸气一口，随吸右转提出人部微上，再令吸气一口，随吸右转将针提至天部，依此行三次，或六次九次，总以病邪因平补下行，适可而止。盖邪气之亲下者，如寒与湿，及病邪已引至下部不易上达者，非用此法不能外出，故平补为引气下行之法也。

第二节 泻法

泻法者，即用针以泻去病者身中而余之邪，藉以治疗疾病之方法是也，兹分为泻、大泻、平泻三法。泻即通常用之，以泻有余；大泻则以急泻使之生凉，以去热邪；平泻即藉泻法使亲上之邪，由呼吸而出，故为逼气上行之一法也。如欲行泻法，先令病人吸气一口，针随吸左右旋转插下地部，次令呼气一口，针随呼右转提出人部微下，又令呼气一口，针随呼右转提至天部之下，再令呼气一口，针随呼右转提至天部微上，此即为泻一吸。依此法接行三次为泻三吸，行五次为泻五吸，余准此。大泻之法，先令病人吸气一口，针缓缓旋转下至地部，随令呼气一口，针急随呼提出地部微上，次令呼气一口，针随呼右转提出人部微下，再令呼气一口，针随呼右转提出人部微上，又令呼气一口，针随呼右提转出天部微下，急令呼气一口，针随呼右转提出天部微上，又提针时宜微摇动开大针孔，使邪气外泻，依此接行三次，病者身中必致生凉，而感微寒。如不生凉感寒，可再用前法行三次或六次，总以病者身中生凉微寒而止。至平泻之法，先令病人吸气一口，针随吸旋转微做提出天部，次令呼气一口，随呼左旋插至人部微上，又令呼气一口，随呼左旋插下人部地部之间，再令呼气一口，针随呼插至地部下，依此行三次，则亲上之邪，或邪郁于上，不易引下者，必随呼吸而去也。

第三节　补泻之应用

《经》云虚则补之，实则泻之。针法固视乎病之虚实以为补泻，然针灸既不诊脉，何以知其病之虚实，则针下状况，何者为寒、为热、为湿，为风为暑，不可不明。寒与风湿则温之补之，热与暑燥则凉之泻之，是为补泻之应用。故针法治病，其病之或虚或实，应补应泻，必视乎针下之状况若何，以为临时随手取用。非若药物治疗以诊脉而断其虚实，或用补剂，或用泻剂，以药试病者所可比拟也。如针刺入经穴之内，经气波动与针头相吸引，若针下现紧与组织下缠结，而病者感觉疼痛，及针下之附近感热者，此为热也，宜先用摄法，使针体与内相缠者，四围松懈，然后用大泻法，或平泻法以泄其热。若针下现涩而下沉，病者感微痠痛者，此为寒也，宜用大补法以温散其寒，再用泻法以泄之。若针下现松滑，而病人感针下之切近觉麻木者，此为湿也，宜用大补法以温化凝之水气，随即用泻法以泄出之。若针下现紧而不缠，病者易不感针下之疼痛，只觉针之附近微木而郁热，此为湿与热相兼也，宜用泻法以去其湿热；如湿重热轻，又宜先用补法，以温化其湿，湿既温化，再用泻法以泄去之。若行针提插时，医者觉现针颤动鼓指而病人觉麻者，此为风也，宜用泻法或平补法，使风外泄。凡此均为补泻之用，医者总不可执一，务要临时酌量，随机应变，使针下缠紧者不至于紧，病者亦不感痛热，松滑者不再松滑，麻木者不再麻木，紧者务令之松，松者务令之紧斯可也。至若补泻之义，虽有种种，而因病随针以为应用，总不外此。

第四节　补泻与用针之关系

补泻之作用，固视乎医者之心灵手敏，而其能收得心应手之效，尤在乎针之取用。用针之要，大抵补则须使针孔紧固，真气庶不外泄，方易增加氧化生温，以祛其寒实之虚邪，故宜用松叶形之毫针；泻则宜令针孔开放，使邪气不致内郁，方易减轻碳氧加凉，以泄其燥热之实邪，故当用牛尾形之圆利针；如用可补可泻之针，须以形如黍麦芒利之锃针为适宜也；至去深处之邪，当用长针；欲去皮下之郁血，则用锋针刺之，此均为补泻与用针之关系也。

第五节　针之符号及其深浅

针为治病之工具，其作用之繁赜，如某穴应针几分或禁针，或针不能灸，灸不能针，或应补应泻，若无一种符号以表示之，则研究针法者，必感困难。兹据余所规定，以直划一笔如｜为针之符号，再于直划之右方，加以〔中文〕数目字码，则表示此穴应针几分之义，如中府穴规定应针三分，则书为"｜≡中府"是；又针不能灸，灸不能针之符号，则于穴上针灸符号之间作一斜线隔之，如人中穴规定，针不能灸，灸不能针，则写为"｜≡／·3人中"是；至应补之符号，则于直划之顶加一圆圈，泻则加一星形，如"○｜≡长强"治督络虚补之，则用督络实泻之，则书"☆｜≡长强"是，此针之各种符号也。至于针应深应浅，各穴均有一定之规定，但行针时如觉邪在深处则深下针，如邪在浅处宜浅下针，此在医者临时变通，斟酌行之，不可执一而行也。

中国针灸医学

第四篇

灸法

第一章　绪论

　　灸取久火疗病之义，以言其实质，则为灸所用之材料，及其制造保存选用等，此灸之本体也，言其作用，则属于灸之治疗，即灸之方法也。我国灸法，源于上古，颇合于现代医学所趋尚之物理疗法，其始古人系用艾炷，直接灸于经穴之表，是为直接灸法；其治病虽有成效，然使病人极受灼肤之痛，后遂改用姜片等物，隔于穴上，然后灸之，是为间接灸法；虽使病者免除灼肤之痛，但收效甚微，难于去病，于是有用太乙神针等及温灸器温熨之法，是为温熨灸法；于法虽有改进，但手续繁重，效力亦甚薄弱，终非善制也。是以灸法虽多，然欲求一行之简切无弊，而收效宏富者，戛戛乎其难哉。又况近今之行灸法者，不外于三法之中，各执一技，自谓神秘，灸之优劣不知，法之是非莫别，入主出奴，互相攻讦，致令灸法无一定之标准，而学者遂无所适从也。故兹篇所述，对于各法，悉行论列，参以鄙见，略加批评，庶几后之学者，知所取用，非敢对于前人之法有所轩轾也。

第二章　灸之实质

灸用一种燃料之温度，由人身经穴以达体内，因以治病，故其实质上，如所用之材料，及其制造保存选用等法则，均宜合于治病之原理。学者于此，尤当先事讲求完备，始可以言灸法，兹分节以述明之。

第一节　灸之材料

灸法既有直接、间接、温熨之分，故其所用之材料，因之而异。直接灸法，古人系用纯净艾绒为炷，后人复于艾绒中加入各种药料，是为药艾；又有用药物煮制麻线，是为药线，以为直接或间接灸法之用；至温熨所用之材料，有用艾和药末，以纸裹成灸条，如太乙神针等法，及用金属制成灸器，燃艾其中，藉温熨之力以治病，如近今所用温灸器，均是三者所用之材料，虽不一致，然不外以艾绒为其主要之成分也。

第二节　灸之制造

灸之材料，既因灸法上有纯艾、药艾、药线、灸条、温灸器等之不同，故其制造之法，亦然迥各别也，分列于下。

(一) 纯艾

纯艾，即纯净之艾绒也。其制法，系用陈年微润艾叶若干，入石臼中，捣数千下，取出用粗面筛，筛去叶中所含纤维渣滓，只留艾绒。如渣滓不能筛尽，须再捣再筛，务使纤维渣滓去尽，其绒洁净无尘为度，然后晒自极干，用磁器收贮听用。

(二) 药艾

药艾制法，即用纯净艾绒若干，以雄黄细末同麝香少许同乳极匀，和入绒中，严密收贮听用，此为通常药艾之制法也，以之治疗，实少成效。兹将余研求所制之艾绒用之颇著成效者，附列于后，以备学者之选用。其法用药十四味如后方，先用水煮成浓汁，滤去药渣，然后入纯净艾绒于汁中，微火煮干，再用雄黄细末少许和匀，晒至极燥，以纸包麝香少许，置于艾内以养之，宜用磁器严密收贮，方不泄气，临时取用。

附：制药艾方 以艾绒一斤为率

柴胡 一两五钱　　陈皮 一两五钱　　当归 一两　　香附 一两　　威灵仙 一两五钱　　延胡索 一两五钱
木防己 一两　　连翘 一两五钱　　甘草节 一两　　苏薄荷 一两　　乳香 一两　　没药 一两
甲珠 一两　　蝉蜕 五钱

（三）药线

药线制法，先取苎麻若干，纺成粗细麻线不等，然后漂去杂质，使之洁净纯白，用后方各药四十味同麻线煮之，经一日后，俟水煮干，将线取出，再用药末五味，和酒浆于线上，用纸包固，临时取用。

附：煮药线方（以麻线六斤为率）

猴骨 十两　　陈皮 八两　　麻黄 四两　　防风 四两　　荆介 四两　　牙皂 四两
油朴 四两　　银花 四两　　桂枝 四两　　羌活 四两　　葛蒲 四两　　蝉蜕 四两
苍术 四两　　独活 四两　　草乌 四两　　川乌 四两　　连翘 三两　　南星 三两
秦艽 三两　　升麻 三两　　粉葛 三两　　香薷 三两　　细辛 三两　　苏木 三两
管仲 三两　　木香 三两　　巴豆 三两　　红花 三两五钱　　鹤虱 二两五钱　　雷丸 三两五钱
红姑娘 二两五钱　　大风子 一百五十个　　土苓 三两　　虎骨 二两　　蜈蚣 六十条　　班蝥[1] 一百五十个
蒜梗 十二两　　陈艾 八两　　二郎剑 三两　　白芷 三两

浆药线方

雄黄 六两　　朝脑 六两　　月石 六两　　喜片 一两五钱　　麝香 八分

此为前人煮制药线之一法也，其方药味过多，烦杂不伦，又多用川草乌、蜈蚣等，均系极毒之品，而对于通行十二经之药，反未取用，以致制出之线，只利于灸

---

[1] 蝥：原文为"蟊"，形近而误。

治筋骨冷湿诸病，若治内脏各病，反不相宜。兹就余所煮药线之法言之，即用前制艾之药十四味中，另加陈艾四两，共煮为浓汁滤渣，再入麻线一斤同汁文火煮干，再用雄黄八钱、朝脑五钱、月石五钱，将药为末于药线上，焙至极干，仍用麝香少许以纸包好，夹置线中以养之，用磁器收贮，封固勿令泄气，临时取用。

（四）灸条

灸条者，即用艾和药末，纸裹成条，如太乙神针、九龙针等是其遗法，各种用药不一致，然大率无甚功效。今仅就近世盛行之太乙神针，述其制法如后方。以纸裹成方块，将前和药之艾绒，匀铺纸上，约一分厚，上再隔纸一层，仍铺艾绒一层，上再加隔纸一层，再铺艾绒一层，然后裹纸成为长条，如大指粗细，务裹紧实，外用夹皮绵纸裹三层，始用鸡子清涂之，俟干燥时，然后贮于竹筒中封固，临时取出听用。

附：太乙神针药方

艾绒 二两　雄黄 二两　麝香 一钱　乳香 一钱　没药 一钱　桂枝 一钱　杜仲 一钱
川乌 一钱　穿山甲 一钱　独活 一钱　牙皂 一钱　白芍 一钱　全蝎 一钱　枳壳 一钱

此为前人所制灸条之一法也，用之温熨，虽为有效，但耗费过巨，且用灯火烤热，颇费手续，兹将余研求所制之灸条，行之简切，收效甚大，附于方后，以备采用。其法即用黄表纸命火炮匠，裹赶成为空筒，约如大指粗细，用余所制之药艾，装入其中，筑令紧固，两端封好，晒至极干，外用纸包麝香少许，同灸条共收贮磁器中以养之，须封最密，勿令泄气为妙。

（五）温灸器

此法仿至日本，即用铜质所制之温灸器，燃艾其中，温熨经穴以去病，现今多行之者，惟效力甚微，行之颇耗时间，实不足取，故未详述。

第三节　灸之选用

灸之材料及制法，虽有上述种种之不同，然总以行之简切无弊且收放宏大者，为选用之条件。如纯艾虽能去病，但不若药艾之有力量，至使用药艾，又不如药线之简切有效，故直接灸法，以药线为适宜也。至于间接法，用药艾药线灸之亦甚适宜，但用药线，则隔穴之姜片宜切至极薄，方能生效。至于温熨灸法，前人系用灸条，如太乙神针等，现又仿日本之温灸器，然太乙神针药价过昂，温灸器用之颇费时间，收效均极微薄，不若用余所制之灸条，隔穴上半寸许以温灸之，较之二者费少而功倍，惟可选用耳。

第三章　灸法

灸法者，即取适于治病之燃料，直接或间接灸于病人经穴之上，藉其温热之作用，以为治疗疾病之方法也。故灸法可分为直接灸、间接灸、温熨灸三者，如古人用艾炷，直接灸于病者经穴之上，是为直接灸法，后人因直灼病者肌肤，至为痛苦，改用姜片等物隔穴，灸于其上，因其灸系间接经穴，故名为间接灸法，其有用艾和药制之灸条，如太乙神针之类，及现仿用日本之温灸器，均藉温熨之力以治病，故名为温熨灸法，三法之作用既不相同，故其材料及手续因而各异，兹分节以述明之。

第一节　直接灸法

直接灸法，应用之材料，既宜于纯艾、药艾、药线三种，其用纯艾、药艾之法，即灸时，用医者之右手大指爪甲与食指爪甲，微拈艾绒少许，或如豆大，或如麦粒，是名艾炷[1]，炷之大小，因穴因病而异，先宜微捻炷之上端，使之尖锐，其下端不宜揉捻，务令绒毛松懈，易与皮肤粘着，置于穴上务须确定，然后燃其尖端，待火将烬时，始捺去残炷。如用泻法，灸时须微微吹之，去炷之后，以食指爪甲微搔灸皮四畔之皮肤，使邪外达，不致内郁；如用补法，待火将烬时，用大指顶或食指顶，重揉灸炷，使温度不致外达，此古法也。准此吹按手法以为补泻，实不合于理论，况直灼病者肌肤，其痛更盛于针，故直接艾灸之法，病者视为畏途，终归废弃。后人因古法之不善，遂改用药线以代艾炷，其法以病之轻重虚实，而定用线之粗细，如病重或系虚邪，用线宜粗，病轻或系实邪，用线宜细，又成年人宜粗，幼孩宜细，总在医者临时变通，酌量取用。先取定应灸之穴若干处，然后燃线之端，用医者大食两指拈线，直灸其穴，灸时手法宜快，以火微挨皮肤，迅行移去，每挨一次，即为一壮，又药线之端，不宜直对穴上，拈线须用平斜之势，灸时方不熄火，否则灸一下火又杵熄。此直接灸之又一法也，较兹

---

[1] 炷：当作"柱"，后同。

艾炷之法，甚为简切有效，故近今灸法多取用之。

第二节　间接灸法

间接灸法，由于直接灸使病人颇感痛苦，欲免其弊，故先用姜片隔于穴上，然后用灸，此法虽使病者不感灼肤之痛，然效力是为薄弱，遂于纯艾中参和种种药末，成为药艾，或药用煮麻线，使灸之功效增加，故间接灸法，宜用药艾及药线，其法与直接灸法大约相同，惟姜片之厚薄，用药线灸时宜极薄，用药艾灸时宜稍厚方为合度，否则有感痛无效之弊，此用间接灸法之亟宜注意者也。

第三节　温熨灸法

温熨灸法，前人有用太乙神针，于灯上烤其一端，使之极热，先用布片数层隔于穴上，始将烤热之端，杵贴布上以温熨之。近今多有仿行日本温灸之法，燃艾于温灸器中，温熨穴上，因以去病，但太乙神针药费过昂，温灸器太费时间，且无大效，实不足取。兹据余研究所得之温熨灸法，系用药艾裹成之灸条，燃其一端，用医者右手持之，直对应灸之穴位，距离穴之表面约半寸许，如病者感觉太热，可稍提高，若不感热，可稍放下，总以温热适宜，使其营卫畅旺。经过许久，病者必感觉热度循经内达，以至病所，病顿减轻，方为合度。如灸时病者感循经之气，不生温热，或感痠木，可令吸气三口，或六口、九口，增加体内氧化，使之生温，以祛其虚邪。如病者感觉循经之气太热，或痛或胀，可令吹气三口，或六口、九口，减轻体内碳、氧，使之生凉以泄其实邪。此为灸法用呼吸补泻最简至要之准则，对于直接、间接二种灸法，均此依此行气，固不独专用于温灸也。又每病可灸二三穴，多至十余穴，由上及下，或依其经脉之循行，徐徐移动，以温熨之，总以病完全减去，为合法也。

第四节　灸之功用

灸以艾为主要之材料，艾属菊科植，其气芳香，其性大热，能通十二经，可回已绝之阳，故用之灸病，则其性其气直从经穴达于内脏。如病系虚邪，可藉其温热以祛除之，如系实邪，可使其邪随温热之性，引之外出，故病无论寒热虚实，均可治疗。若再用通行诸经之药，制成药艾，灸时复用呼吸补泻之法，泻有余而补不足，其效更为昭著也。况据科学研究所得之结果，艾灸之际，能使血液畅旺循环，增加多数之白血球[1]，餐食病菌，故对于传染各病，用艾灸之，更有奇效。是则灸之功用，非药物治疗之所可企及，乃世之医者，多谓灸法只能治经络寒湿冷痹之病，对于内脏六淫之病，颇不相宜等说，此皆不明灸之功用，固执不通，未可据为定论矣。

第五节 灸之符号及壮数

历观我国针灸诸书，对于灸之作用上，原无灸用符号之法，但某某经穴应灸几壮，或禁灸，或多灸少灸，或针后不灸，灸后不针，若不用一种符号以表示也。兹据余所规定，以圆点为应灸之符号，点下附有阿拉伯数目，即表示应灸几壮之数，此符号列于经穴二字之上，即可知此穴应灸几壮，例如中府规定应灸五壮，可书为"·5中府"；又如某穴应灸几壮至若干壮，如巨阙规定应灸七至七七壮，则于7字之下再加书49如"·7～49巨阙"是；他如经穴针不能灸，灸不能针，则于针之符号，与灸之符号之间，作一横画，以间隔之，如人中规定，针不能灸又灸不能针，即写"｜≡／·3人中"是。余此准此，盖针灸之必用符号者，系以简单笔画，表明繁复意义，使学者便于记忆检查，是其取义也。

---

[1] 白血球：即白细胞。